I0093641

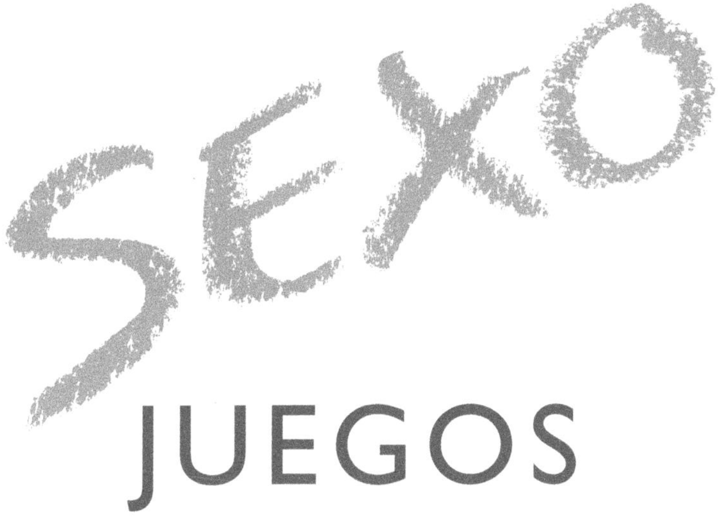
SEXO
JUEGOS

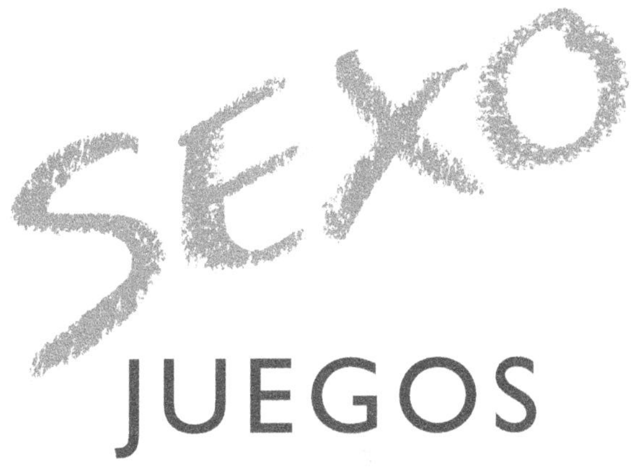

JUEGOS

EMILY DUBBERLEY

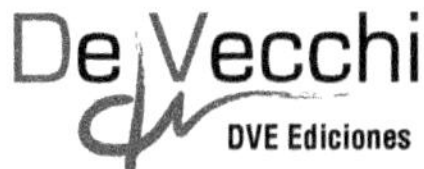

A pesar de haber puesto el máximo cuidado en la redacción de esta obra, el autor o el editor no pueden en modo alguno responsabilizarse por las informaciones (fórmulas, recetas, técnicas, etc.) vertidas en el texto. Se aconseja, en el caso de problemas específicos —a menudo únicos— de cada lector en particular, que se consulte con una persona cualificada para obtener las informaciones más completas, más exactas y lo más actualizadas posible.
EDITORIAL DE VECCHI, S. A. U.

ISBN: 978-1-63919-325-7

Índice

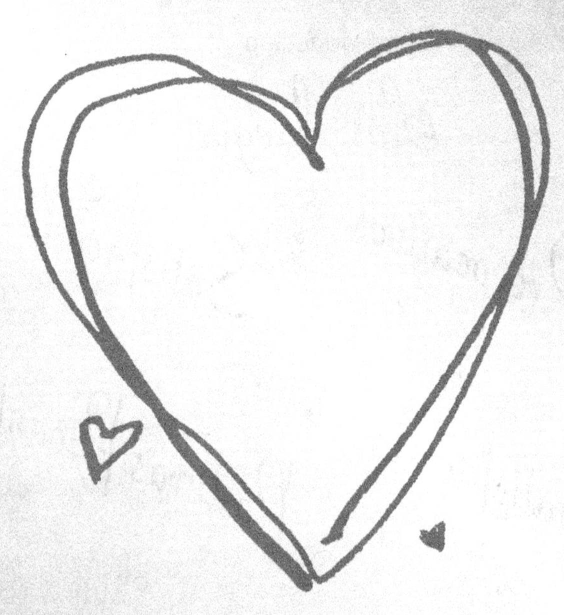

Introducción

Es muy fácil caer en la rutina en una relación. Las parejas que juegan juntas permanecen unidas, por lo que incorporar juegos eróticos a vuestra vida amorosa os ayudará a mantenerla fresca. Recuerda que sólo se trata de jugar el uno con el otro: ¿qué puede ser más erótico que esto? Con un dado —y mucha imaginación— Juegos sexuales *hace que el sexo sea más juego aún y, de este modo, te ayuda a convertirte en un amante de lujo.*

¿Cuándo fue la última vez que jugaste a un juego? ¿Tal vez al pilla-pilla en la escuela? ¿O al Trivial después de una cena con amigos? ¿Y con tu pareja? ¿En la habitación? Seguramente tiendes a centrarte en «cosas más importantes» como ir directamente al grano. Sin embargo, jugar puede ayudarte a hacerlo e, incluso, a perfeccionar tus habilidades sexuales hasta el punto de que tu pareja tiemble con sólo pensar en pasar un buen rato contigo. Los juegos en *Juegos sexuales* no han sido diseñados sólo como juegos preliminares, sino también están diseñados para que te ayuden a aprender acerca de tu pareja y a trabajar tus dotes sexuales.

LOS JUEGOS

Juegos sexuales está dividido en cuatro grupos de juegos: Provocativos, Satisfacerlo, Satisfacerla y Posturas Picantes. Los Provocativos se pueden jugar completamente vestidos y se centran en reforzar los vínculos con la pareja y en conocer cuáles son sus mayores deseos. Los juegos en el apartado Satisfacerlo se centran en dar placer sexual a un hombre; aunque, si tienes una buena relación, con suerte también obtendrás placer tanto al dar como al recibir atención sexual. Los juegos en el apartado Satisfacerla giran en torno al disfrute femenino. Y el de Posturas Picantes está repleto de juegos que te ayudarán a aumentar el repertorio de movimientos.

CUÁNDO JUGAR Y CON QUIÉN

Juegos sexuales está diseñado para jugar en pareja. Tanto si es tu primera cita como tu cincuenta aniversario, puedes utilizarlo para animar el ambiente.

Si te encuentras en las primeras fases de una relación, tal vez prefieras ceñirte sólo a los Provocativos; ya que han sido diseñados para ser jugados con la ropa puesta, no te encontrarás en ninguna postura más comprometida que la de besar (si te riges por las cartas...).

Satisfacerlo y Satisfacerla se centran en los juegos preliminares, por lo que son ideales para noches juntos cuando se quiere añadir un poco más de picante a la noche.

Y las Posturas Picantes es mejor probarlas, bien una vez hayáis completado los juegos de los otros apartados, bien después de haber dedicado un tiempo a los juegos preliminares; sólo una de cada cuatro mujeres alcanzan el clímax sólo con el sexo con penetración; sin embargo, si la pareja invierte más de 20 minutos en los juegos preliminares, la cifra aumenta a un 90 por ciento.

Además de esta, no existen reglas sobre cuándo jugar: podéis jugar una partida rápida, fijar una fecha específica, o jugar cuando volváis una noche que hayáis salido. Os podríais llevar la caja con vosotros en vacaciones o guardarla al lado de la cama para usarla cuando os apetezca. Si es su cumpleaños, hazle un regalo utilizando sólo los juegos para él o ella.

CÓMO JUGAR

Empezad tirando los tres dados. Quien consiga la mayor puntuación coge cuatro de los sobres en la caja. La otra persona coge cinco. Luego, el que tenga menos puntuación abre uno de sus sobres y lee la tarjeta de atrevimiento que está en el interior y elige si quiere llevar a cabo el atrevimiento o decirle a su pareja una «verdad».

Si optas por la verdad, que sea una verdad sin importancia. No es el momento para debatir qué pasó en la oficina durante la fiesta de Navidad de hace cinco años; se supone que os habéis de divertir de un modo erótico, no provocar una pelea. Una vez que has completado el atrevimiento (o la verdad), dale la vuelta a la tarjeta y colócala boca abajo en una mesa.

El que ha obtenido la mayor puntuación abre ahora uno de sus sobres y repite el proceso anterior.

Por turnos, completad las nueve tarjetas de atrevimiento, luego colocadlas de manera que encajen. Deberíais estar riéndoos juntos, también deberíais haber completado el tablero sobre el que habéis jugado.

Una vez montado el tablero, veréis que está dividido en cuatro cuadrantes, uno para cada grupo de juegos. A continuación, uno de los dos debería tirar un dado sobre la zona de lanzamiento, en el centro del tablero. En función del cuadrante del tablero en el que caiga, ese es el apartado del que escogeréis el juego. Podéis elegir si queréis sólo un juego o varios de ese apartado, o tirar el dado otra vez cuando acabéis un juego sexual y queráis probar otro.

A continuación, la otra persona tira los tres dados juntos. Sumad la puntuación total para hallar el número del juego e id a la página que corresponda. Por ejemplo, si el primer dado había caído en el cuadrante Satisfacerlo, y cuando has tirado los tres dados has obtenido 1, 3 y 5, esto suma 9, por lo que debes ir a la PUNTUACIÓN 9 del apartado Satisfacerlo (página 124). Después sigue las instrucciones.

CONSEJOS GENERALES

La mayoría de los juegos implican cierto grado de intimidad física, por lo que únicamente debes jugar con alguien con quien te sientas bien. Antes de jugar, lávate los dientes, toma un baño y asegúrate de que, en general, resulta agradable estar a tu lado.

Si el juego implica intercambiar fluidos corporales de cualquier tipo (sexo oral o con penetración, por ejemplo), practicad sexo seguro a no ser que ambos hayáis dado negativo en las pruebas de enfermedades de transmisión sexual y tengáis una relación monógama. *Juegos sexuales* es para divertirse, y las ETS no son en absoluto divertidas.

Alguno de los juegos incluyen el uso de accesorios; todos deberían poder encontrarse en una casa: hielo, dulces, una baraja de cartas o una taza de café, por ejemplo. Si no tienes el accesorio indicado para el juego, improvisa con algo que tengas en casa o vuelve a tirar el dado.

SOLUCIONAR CONFLICTOS CON EL DADO

A pesar de que ninguno de los juegos está diseñado para poner a prueba tus límites, existe la posibilidad de que un juego te indique que hagas algo que no quieres hacer. Si esto sucede, ¡no lo hagas! Está muy bien dejar tu vida sexual al antojo del dado, pero siempre que no te obligue a nada. *Juegos sexuales* es para que disfrutes, no para que hagas cosas con las que no te sientas cómodo.

OTROS MODOS DE USAR EL DADO

Puedes utilizar el dado para tomar decisiones; pongamos que quieres practicar sexo en la postura del perrito y tu pareja prefiere la postura del misionero: tira el dado (impar significa que ganas tú; par, que gana tu pareja).

Podríais elaborar vuestra propia lista de opciones, por ejemplo: sexo oral, sexo anal, sexo vaginal, masturbación mutua, decir obscenidades y masaje. Tira el dado para ver cuál te tocará esta noche. Pero no incluyas nada en la lista para lo que no estéis los dos preparados.

Recuerda: los juegos en este libro están diseñados para inspirar y enseñar nuevos trucos sexuales con los que ayudaros a que os divirtáis más en la cama. Si no te diviertes con algo, para y cambia a otra cosa. Todos somos diferentes, y que una persona «gane» en una tirada significa que la otra «pierde». Incluso si paras una actividad porque no es para ti, continúas enseñándole a tu pareja cuáles son tus deseos. Y tienes muchos juegos más donde elegir. Por lo tanto, ¿a qué esperas? Empieza a tirar el dado...

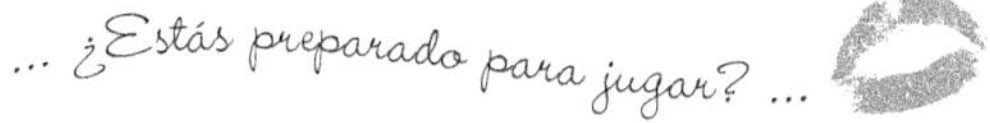

Los Juegos

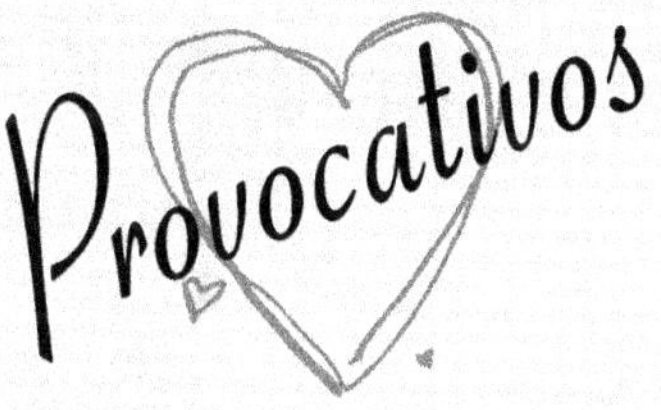

El sexo fantástico no siempre consiste en desnudarse y achucharse. Algunas veces, lo más erótico puede ser una mirada seductora, una frase susurrada o un beso suave. Los Provocativos están diseñados para ayudarte a descubrir más acerca de tu pareja, y para ayudarle a descubrir más acerca de ti. Disfruta del anticipo...

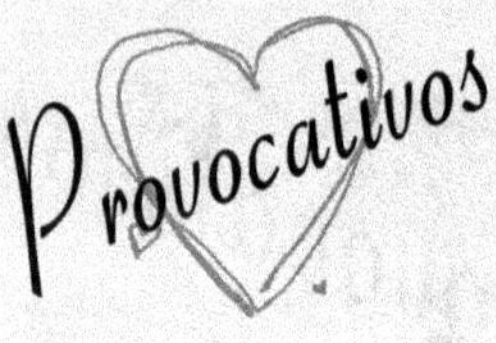

PUNTUACIÓN 3

Zona erógena Barcos

¿Recuerdas cuando jugabas a Barcos e intentabas hundir el de tu oponente adivinando dónde estaba? Este juego le aporta un toque más excitante: intentáis encontrar las zonas erógenas del otro (sobre el papel). Coge un papel y un bolígrafo, y prepárate para descubrir dónde apuntar.

PARA JUGAR

Primero, cada uno dibujará una tabla de cinco filas y diez columnas. Nombrad la primera fila con las letras de la A a la E y la primera columna con los números de 1 a 10. A continuación, cada uno deberá dibujar una figura aproximada de una persona sobre la tabla y, sin enseñárselo a la otra persona, marcará sobre la figura cinco cruces sobre el lugar en el que tenéis vuestras cinco zonas más erógenas. Cada cruz debería estar en una única celda.

Luego, por turnos, id diciendo referencias en la tabla para intentar identificar las zonas erógenas de la pareja: por ejemplo, C6. Cada vez que aciertas una zona, tu pareja lo tiene que decir (o, para añadir humor, gemir con placer). Entonces debes pedirle que te explique dónde se encuentra exactamente su zona erógena y por qué. Prueba a preguntarle qué le gusta concretamente que le hagan en esa zona: por ejemplo, lamer, mordisquear, acariciar, besar o arañar.

Seguid hasta que uno de los dos encuentre todas las zonas erógenas del otro; no obstante, el «perdedor» también deberá confesar al final sus zonas erógenas restantes.

BENEFICIOS DEL JUEGO

Este juego permite entablar una conversación sobre sexo, ayudando a superar la vergüenza que muchas personas sienten. También ayuda a pensar en lo que excita a cada uno: un número sorprendente de personas simplemente se dejan llevar y nunca dedican ni un minuto a pensar en ello.

Al aprender dónde están los puntos calientes de tu pareja, podrás darle placer de forma más efectiva. No importa cuánto tiempo llevéis juntos, seguramente aprenderás algo nuevo; mucha gente tiene zonas erógenas que no te esperas: detrás de las rodillas, el interior de los muslos o los dedos de los pies. Simplemente asegúrate de emplear para bien tus nuevos descubrimientos...

VARIACIONES DEL JUEGO

Podéis marcar las zonas que os enfrían en lugar de las erógenas, como una manera no agresiva de decirle a tu pareja dónde odias que te toquen.

Podrías también aumentar o disminuir el número de zonas erógenas que señaléis: tal vez tirar uno o todos los dados para decidir cuántos tenéis que identificar. Si el dado dicta que tienes que señalar dieciocho zonas erógenas, te sorprenderás de lo mucho que te hace pensar. Nunca se sabe, podrías descubrir que tienes más zonas erógenas que nunca antes habías identificado si te preguntaban directamente.

Y si te sientes a gusto desnudándote junto a tu pareja, el ganador podría obtener un premio: consigue que le estimulen todas sus zonas erógenas en el modo en que le gusta, por supuesto.

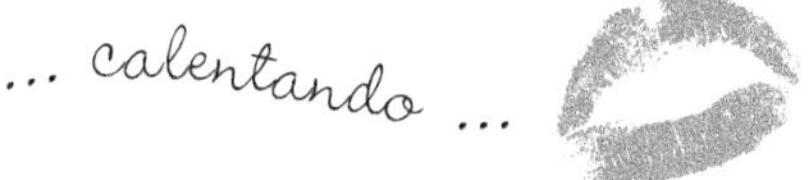

SUGERENCIA PICANTE

Sé creativo a la hora de elegir. Entre las zonas erógenas comunes pero menos obvias encontramos:

- Cuero cabelludo. Hay mucha tensión en el cuero cabelludo. Lavarle el pelo a tu pareja puede ser increíblemente sensual, igual que rascar suavemente el cuero cabelludo o frotar las yemas de los dedos sobre él.
- Orejas. Algunos médicos orientales creen que las orejas representan el cuerpo en su totalidad (de la misma manera que los reflexólogos piensan que son los pies); masajea la oreja, o mordisquéala, chúpala y sóplala.
- Pliegues del cuerpo. El pliegue opuesto a los codos, detrás de las rodillas y la curva del cuello pueden ser zonas muy sensibles. Prueba a arrastrar las uñas sobre ellos, o lamerlos.
- Pie. Dar un masaje en los pies es una forma íntima de demostrar que te importa. Algunos dicen que estirar los dedos de los pies del hombre hacia atrás durante el orgasmo ¡aumenta su placer!

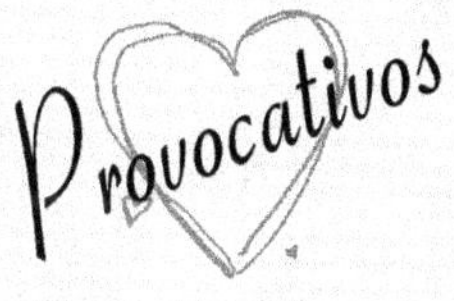

PUNTUACIÓN 4

Déjame sin palabras

El lenguaje erótico puede ser un fantástico juego preliminar y un complemento divertido del sexo; sin embargo, muchas personas sienten vergüenza al usarlo.

Este juego te ayudará a compartir lo que te excita con humor, y luego te resultará mucho más fácil pedir lo que quieres.

PARA JUGAR

Tira un dado para escoger una de las siguientes palabras. Esta palabra representa tu zona erógena primaria:

1 = crema | 3 = natillas | 5 = tiranosaurio

2 = cerdo hormiguero | 4 = berenjena | 6 = skoda

Ahora vuelve a tirar el dado para escoger una de estas palabras, para representar tu segunda zona erógena:

1 = tulipán | 3 = trompeta | 5 = hámster

2 = caravana | 4 = piruleta | 6 = saltador

Ahora, completa la siguiente frase, elige tus opciones preferidas y utiliza las palabras seleccionadas arriba para rellenar los espacios:

«Me encanta que me laman/chupen/acaricien/mordisqueen/otros mi [espacio], pero lo que más me excita es que me laman/chupen/acaricien/mordisqueen/otros mi [espacio].»

El papel de tu pareja en el juego es adivinar qué parte de tu cuerpo representan las palabras de broma. A continuación, le toca tirar el dado al otro y te toca a ti adivinar.

BENEFICIOS DEL JUEGO

Las palabras de broma te ayudarán a compartir lo que quieres de forma menos intimidatoria que decirlo sin rodeos. Y, si hace poco que habéis empezado a salir, esta puede ser una manera no amenazadora de hacerse una idea de lo que le va a tu pareja.

VARIACIONES DEL JUEGO

Prueba a escribir historias más largas en las que insertar las palabras de broma. Podrías elaborar también más listas de palabras si dos zonas erógenas ¡no son suficientes para ti! Y, por supuesto, si os sentís cómodos desnudándoos, podéis pasar a estimular las zonas erógenas elegidas de la forma solicitada.

SUGERENCIA PICANTE

Como norma general, el lenguaje erótico se divide en cinco categorías básicas. Apréndelas y serás capaz de decir obscenidades como una profesional. En primer lugar, alabar una parte del cuerpo. Para una mujer: «Me encantan tus pechos» o «Tienes un trasero precioso» pueden hacer maravillas; para un hombre: «Eres tan fuerte» o «Tu pene es tan fuerte y duro» debería funcionar (prácticamente a todos los hombres les encanta que alaben su pene).

Luego viene la técnica de los elogios: «Me encanta la forma como me acaricias» o «Ha sido un orgasmo increíble». No incurras en comparaciones, ya que: «Este ha sido el mejor orgasmo de mi vida» podría volverse en tu contra, porque podría hacer que tu pareja empezara a pensar en tus amantes anteriores.

A continuación tenemos las descripciones: «¿Te gusta que pase mis manos por todo tu cuerpo?». Que no sea demasiado florido; es mejor evitar cosas como «pezones como cerezas» y «mi gigante hombre-lanza» (a no ser que quieras continuar con la broma).

En cuarto lugar, dar instrucciones: «¿Me acariciarás la espalda mientras te deslizas dentro de mí?». Asegúrate de que no suene a orden y prueba a introducir un comentario sobre lo mucho que te gusta lo que tu pareja te está haciendo, pero que quieres más porque es un amante increíble.

Y, finalmente, está el asunto de las fantasías: «Oh, Sr. Bandido, por favor, no me robe mi castidad». Ten cuidado de no ir demasiado lejos en tus propias fantasías a no ser que sepas con certeza que tu pareja las comparte. Si no, podría tener el efecto contrario al que buscas. Prueba con algo sencillo, con una versión suave de tu fantasía, antes de tirarte de cabeza. Igualmente, no seas muy cursi o robes diálogos de películas porno.

... Me encanta como me tocas ahí ...

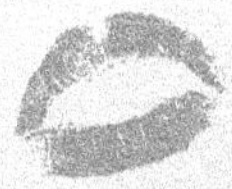

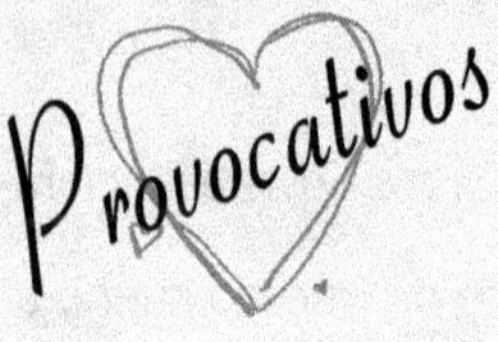

PUNTUACIÓN 5

Mírame a los ojos

Unos ojos atractivos es la segunda cosa que un hombre mira en una mujer (la primera es un cuerpo atlético) y tanto hombres como mujeres encuentran sexi las pupilas dilatadas. Así pues, aprovéchalo. Aprende cómo puedes hacer que tus pupilas se dilaten a tu voluntad, y excitar a tu pareja también.

PARA JUGAR

En general, las pupilas se dilatan cuando hay oscuridad o cuando estamos excitados. Es una de las razones por las que la luz de las velas es tan romántica: la luz tenue significa que los ojos parecen excitados en todo momento.

Sin embargo, se puede estimular la dilatación de las pupilas de forma artificial. Asegúrate de que la habitación no esté demasiado iluminada, ya que podría herir la vista, pero que tampoco esté demasiado oscura, o las pupilas se dilatarán a su voluntad, arruinando el juego que estáis a punto de jugar.

Arrodíllate enfrente de tu pareja y mírale a los ojos. Deberíais reposar las manos sobre los muslos, y centraros en respirar lenta y profundamente para que estéis relajados. Respirar a la vez para una mayor conexión emocional.

Existe la posibilidad de que te entre la risa floja. Si esto ocurre, no intentes reprimirla. Mirar a los ojos a alguien es algo muy personal y, seguramente, la risa viene de la vergüenza. Si la dejas salir, la superarás o acabaréis los dos riendo juntos, y ninguna de las dos opciones es un mal inicio.

Una vez que os estéis mirando fijamente, empieza a pensar en algo romántico, luego en algo picante; después, en algo francamente escandaloso. Tu pareja debería hacer lo mismo. Tras un rato, os daréis cuenta de que las pupilas del otro se están dilatando.

Por supuesto, cuando notes que las pupilas se han dilatado, las cosas se pueden poner muy interesantes. Podéis elegir entre compartir lo que ambos estabais pensando, o intentar mantener las pupilas de vuestra pareja dilatadas diciendo obscenidades para ver lo que realmente le excita. Incluso si no admite sus fantasías, sus ojos le delatarán.

BENEFICIOS DEL JUEGO

Mirarse a los ojos es una fantástica manera de construir lazos, ya que al dejar a alguien mirarte a los ojos, muestras que aceptas completamente al otro. Y leer los signos de excitación naturales del cuerpo para ver qué enciende a tu pareja es un modo erótico e interesante de descubrir sus secretos más sexis. Ya que mirarse fijamente a los ojos es algo tan intensamente personal y romántico, lo más seguro es que el ambiente se caliente entre vosotros también.

VARIACIONES DEL JUEGO

Si os sentís cómodos desnudándoos, prueba a acariciar diferentes partes de tu propio cuerpo mientras observas los ojos de tu pareja, y así averiguar qué le gusta mirar. Combina tus tocamientos con palabras sensuales susurradas suavemente y ambos estaréis listos para la acción en poco tiempo.

Otra opción es acariciar su cuerpo y ver con qué caricias y zonas se dilatan más sus pupilas.

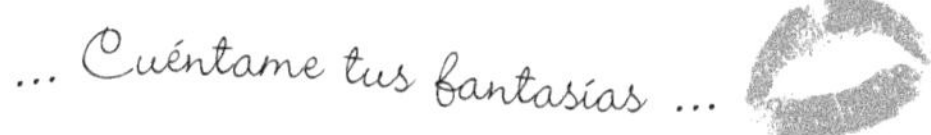

SUGERENCIA PICANTE

Resaltar los ojos te hará más atractiva para el sexo opuesto. Las mujeres lo tienen más fácil que los hombres, dada la amplia variedad de maquillaje de la que disponen, en concreto, máscara y lápiz de ojos, ya que pueden hacer que sus ojos parezcan más grandes. Sin embargo, los hombres pueden usar un rizador de pestañas. Puede parecer un aparato de tortura medieval, pero son fáciles de usar y las pestañas rizadas hacen los ojos más grandes y más abiertos y, por tanto, más atractivos.

Puedes utilizar el truco de la dilatación de pupilas en público, para mostrar a tu pareja que tienes pensamientos eróticos sobre ella. Después de todo, ¿qué podría ser más inocente que una pareja mirándose amorosamente a los ojos? Simplemente susurra: «Mírame a los ojos», y empieza a pensar en cosas deliciosamente verdes. Tu pareja estará desesperada por llevarte a casa.

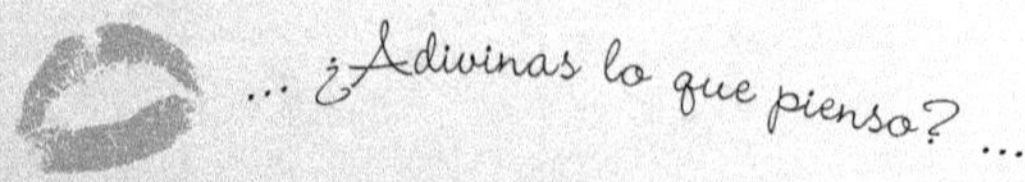

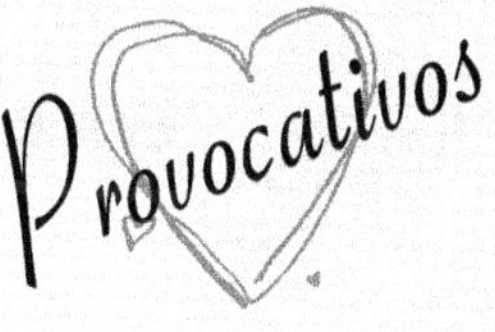

PUNTUACIÓN 6

Lee mis labios

En lo que concierne al sexo, muchas personas se comportan como quieren que lo haga su pareja: los hombres, a menudo, acarician más firmemente que las mujeres, ya que les gusta que les acaricien fuertemente; las mujeres utilizan gestos suaves y románticos para mostrar afecto, ya que esto es lo que quieren. Este juego enseña el modo de transmitir el beso perfecto a tu pareja.

PARA JUGAR

Empieza vendando los ojos a tu pareja para aumentar las sensaciones. No necesitas una venda: un calcetín, una corbata o una bufanda servirán. (Si aún es pronto en vuestra relación, dile a tu pareja que cierre los ojos en lugar de vendárselos, ya que cubrir los ojos de alguien requiere mucha confianza). Dile que relaje los labios, luego bésale como te gustaría que te besaran.

Pon sus manos allí donde te gustaría que estuvieran cuando le besas. Cíñete a zonas «seguras» a no ser que ya seáis amantes. Empieza tan suave o apasionadamente como a ti te gustaría que lo hicieran. Básicamente, da el beso que siempre has querido recibir.

Cuando hayas acabado, es su turno. Quítale la venda (o dile que abra los ojos). Ponte la venda, y relájate mientras te dan su idea de un beso perfecto. Observa las diferencias, como la presión, la técnica o la posición de las manos.

BENEFICIOS DEL JUEGO

Besar es uno de los elementos esenciales de una relación: según Relate, las parejas que se besan con regularidad tienen relaciones más consolidadas que aquellas que tiene sexo con frecuencia pero no se besan. Al saber cómo darle a tu pareja el beso perfecto, realzas todos los aspectos de tu relación.

VARIACIÓN DEL JUEGO

Si tenéis confianza, este juego se puede utilizar para casi cualquier acto sexual, desde sexo oral (mostrar a un hombre qué técnica te gustaría que utilizara, lamiendo su palma de ese modo; mostrarlo a una mujer chupando y lamiendo su dedo), a sexo con penetración (deja que tu pareja marque el ritmo y la postura).

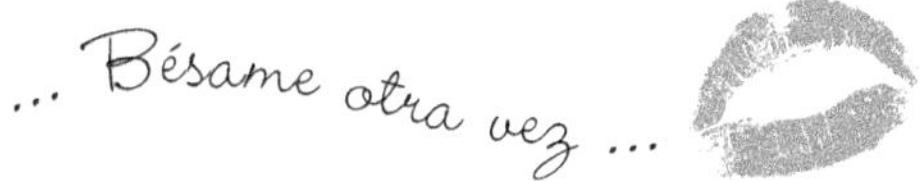

SUGERENCIA PICANTE

El beso perfecto suele empezar de manera suave. Empieza tocando los labios de tu pareja con los tuyos. Entretente y disfruta de la conexión física: después de todo, los labios son una de las partes más sensibles del cuerpo. Siente cómo fluye la energía entre los dos y presta atención a la sensación de los cuerpos juntos.

No te limites sólo al centro de los labios. Los lados también son sensibles, en concreto si los besas ligeramente. Reparte pequeños besos sobre los párpados, frente, mejillas, nariz y en cualquier lado que quieras.

A medida que los besos se hacen más intensos, pasa tu lengua suavemente sobre los labios de tu pareja. Al explorar sus labios y boca lentamente, estás creando una expectativa, que es mucho más erótico que empujar tu lengua por su garganta.

Varía los besos y añade emoción. Chupa el labio inferior de tu pareja mientras ella besa tu labio superior, o chupa su labio inferior sólo un instante, lame por la parte interior del labio; luego, sepárate para volver a besarla otra vez. A algunas personas les gusta los mordisqueos suaves —o incluso los firmes—, así que pruébalo también.

Acompaña los besos con caricias suaves en la espalda, caderas, cuello y cara para aumentar la pasión.

Recuerda que besar debería ser algo sensual, por lo que no succiones con demasiada fuerza la lengua de tu pareja: puede doler, lo que, con toda seguridad, arruinará el momento. Pero no tengas miedo de intensificar los besos. Besar apasionadamente puede ser más excitante que el contacto genital directo, y algunas personas pueden alcanzar el clímax a través de besos únicamente.

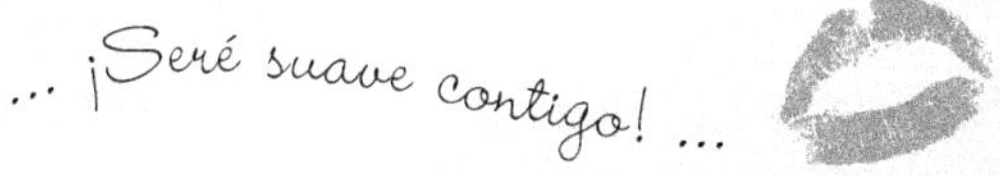

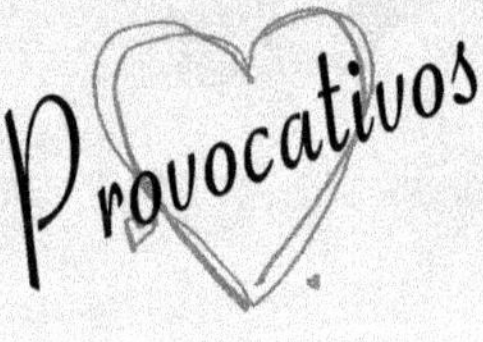

PUNTUACIÓN 7

Frótame bien

La piel es la zona erógena más grande del cuerpo, por lo que no es de extrañar que el masaje sea un deleite sensual. Este juego te enseña las principales caricias de masaje que necesitas para satisfacer a tu pareja. Cuando domines las básicas, tu pareja se derretirá en tus manos.

PARA JUGAR

Empieza pidiéndole a tu pareja que se tienda en el suelo o en la cama. Puede elegir estar vestido o desnudo, en función de la confianza que tengáis. Si se decide por lo último, asegúrate de que la temperatura ambiental sea cálida y cubre a tu pareja con toallas para que permanezca caliente: la piel de gallina no es sexi.

Pídele a tu pareja que cierre los ojos; tira el dado para elegir una entre las siguientes formas:

1 = cuadrado	3 = triángulo	5 = flecha
2 = corazón	4 = rectángulo	6 = diamante

Tiene que adivinar la forma a partir del movimiento de tus manos. Utilizando caricias amplias y extensas, dibuja la forma sobre su espalda. Ten cuidado de no aplicar demasiada presión sobre la columna, ya que puede ser perjudicial; en general, presiona tan fuerte o flojo como quiera tu pareja.

Cuando adivine la forma, vuelve a tirar el dado para elegir entre las siguientes letras:

1 = A	3 = T	5 = Z
2 = X	4 = S	6 = B

Pídele a tu pareja que adivine la letra a partir del movimiento de tu mano, pero, esta vez, utiliza un movimiento como si amasaras.

Cuando adivine la forma, vuelve a tirar el dado otra vez para elegir una de las siguientes canciones (u otras):

1 = Like a Virgin	4 = Leader of the Pack
2 = Lady in Red	5 = Rock around the Clock
3 = I Wanna Dance	6 = Baby One More Time with Somebody

Ahora, con los lados de tu mano, palmea el ritmo de la canción y pídele a tu pareja que adivine cuál es.

BENEFICIOS DEL JUEGO

Al aprender las técnicas básicas de masaje serás capaz de darle a tu pareja un regalo realmente sensual. Además, el elemento divertido te dará algo en lo que centrarte además del masaje, por lo que puedes aprender cómo administrar correctamente las caricias en lugar de centrarte únicamente en tocar su cuerpo.

Dicho esto, asegúrate de prestar atención a las quejas y gruñidos de tu pareja; empieza suavemente y, si dice que le duele, para inmediatamente.

VARIACIONES DEL JUEGO

Escribe una lista con tus canciones favoritas: incluye «vuestra canción» si la tenéis. Puedes también intentar escribir palabras sexis y sugerencias en la espalda de tu pareja utilizando las técnicas de masaje y pidiéndole que adivine qué estás escribiendo; y, después, a ver si quiere probar tus sugerencias...

SUGERENCIA PICANTE

La aromaterapia se ha utilizado durante milenios, y los aceites sensuales se mencionan en libros tan antiguos como el Kama Sutra. Entre algunos de los aceites más afrodisiacos encontramos el de jazmín (el aroma del amor sagrado), rosa, pachulí, ylang ylang y sándalo. Crea tu propio aceite de masaje: combinando tus aceites favoritos sobre una base de aceite de almendra o melocotón, puedes dar un toque erótico a tu masaje.

Calienta el aceite entre las palmas de la mano, luego coloca ambas manos sobre el centro de la espalda de tu pareja, dejándolas reposar durante un minuto aproximadamente. De este modo, tu pareja puede anticipar lo que está por venir y acostumbrarse a la sensación de tu piel sobre la suya.

Ten cuidado de no extender aceite sobre las zonas más íntimas de tu pareja si planeas mantener relaciones sexuales: el aceite puede pudrir el condón, por lo que deberéis compartir una ducha u optar por utilizar un lubricante sin aceite en su lugar.

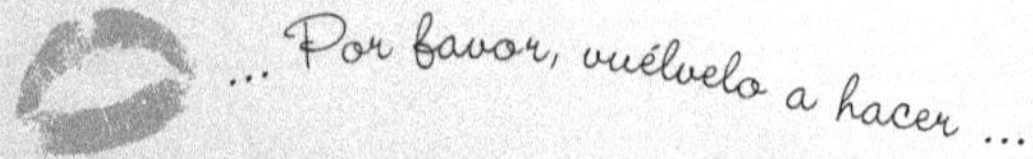

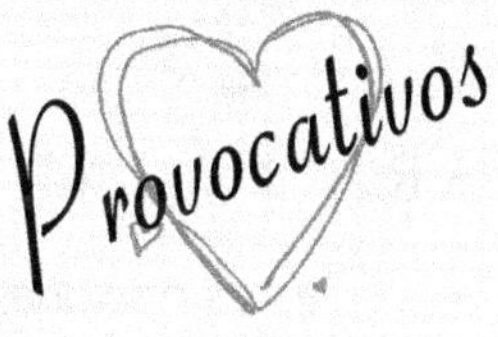

PUNTUACIÓN 8

Lenguaje corporal

Más del 50 por ciento de la comunicación corresponde al lenguaje corporal (las señales inconscientes que el cuerpo emite cuando está listo para la acción). Este juego te ayuda a leer el cuerpo de la otra persona y a comunicar tus deseos más básicos sin decir una palabra. Después de todo, algunas veces las acciones valen más que mil palabras.

PARA JUGAR

Tira el dado para elegir una de las siguientes opciones. No dejes que tu pareja vea la lista de opciones ni lo que dice el dado.

1 = sexo oral para él

2 = sexo oral para ella

3 = sexo en la postura

4 = sexo con la mujer encima

5 = sexo en la postura del perrito

6 = estimulación manual del misionero

A continuación, explica a tu pareja el acto sexual sin decir ni una palabra. Es un juego de «Adivinanzas verdes», PERO aún más difícil. También tienes que indicar si es algo que te encanta, que odias o que te es indiferente; por ejemplo, si estás aburrida de la postura del misionero, pon los ojos en blanco mientras simulas la postura. Si te encanta, esboza una sonrisa amplia.

Cuando tu pareja ha adivinado el acto sexual, y lo que piensas sobre él, es su turno elegir su acto favorito y simularlo.

Finalmente, simula tu acto sexual favorito. Quién sabe, tal vez hagas una actuación de oscar.

BENEFICIOS DEL JUEGO

Es relajante, ya que seguramente ambos acabaréis riendo tontamente, lo que es una buena manera para derribar barreras. También os da la oportunidad de indicar vuestras preferencias sin ser crítico.

VARIACIONES DEL JUEGO

Elige un acto sexual y cuéntaselo a tu pareja, pero luego indícale la forma en la que te gustaría hacerlo. ¿Prefieres que el sexo en la postura del misionero sea rápido o lento? ¿Suave o fuerte? ¿Con las piernas entrelazadas o en el aire? Dejando que vuestros cuerpos hablen, podéis explicaros exactamente lo que queréis.

SUGERENCIA PICANTE

El lenguaje corporal no es algo que sólo se utilice en la cama: puedes emplearlo también para manifestar tus intereses. Estos trucos ayudarán a tu amante a entender tus intenciones.

- Recurre a una postura «abierta». En otras palabras, asegúrate de que tus brazos y piernas no están cruzados, relaja tus músculos y evita tapar tu cuerpo con cualquier otra parte del mismo. Cruzar los brazos es un gran no-no.
- Toca tu propio cuerpo: acaricia tu clavícula o tu cuello, o pon las manos sobre tus caderas. Esto, inconscientemente, provocará a tu pareja la intención de tocarte.
- Mirarse en un espejo es otra técnica para que alguien se sienta cerca de ti: imita sus movimientos. Si con ellos se inclina hacia atrás, inclínate hacia atrás; si reposa la cabeza sobre sus manos, haz lo mismo en un momento u otro.

- Al acercarse a alguien muestra interés, como intentando proteger su espacio: por ejemplo, acaricia sus hombros o su pierna, haciendo resaltar algún punto especial.
- Comportarse con sutileza provoca deseo: atusarse el pelo, ajustarse la ropa y parecer seguro para tener la mejor apariencia posible.
- Mirar a los ojos de otro es algo íntimo, personal, y muestra un sentimiento de conexión con la otra persona. Alargar mucho este gesto provocará un gesto lánguido. No mires fijamente. Observa los ojos de tu pareja durante periodos de tiempo prolongados: aparta la mirada, después vuelve a mirarle. No te preocupes si sientes vergüenza o te acabas ruborizando; al sonrojarte tu pareja también lo hará. Tu piel se sonroja cuando tienes un orgasmo, por lo que ruborizarse envía mensajes sexuales subliminales a tu pareja.

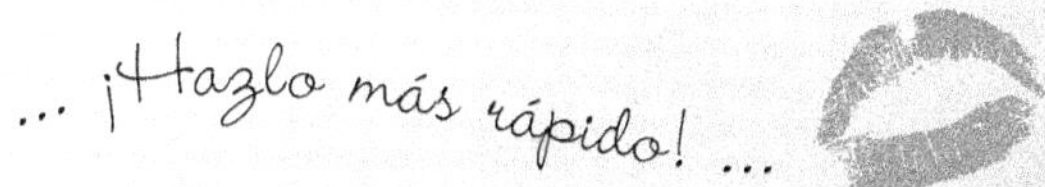

Provocativos

PUNTUACIÓN 9

El ahorcado verde

El juego del ahorcado consiste en rellenar espacios, por lo que es sorprendente que se le pueda dar un giro erótico. Este juego te ayudará a descubrir lo que excita a tu pareja y lo que odia en la cama. Aún mejor, puedes decidir lo salvaje que quieres que se vaya poniendo el asunto...

PARA JUGAR

Primero, tira un solo dado para elegir una de las siguientes categorías:

1 = postura sexual favorita 4 = acto sexual favorito

2 = zona erógena hecho a una mujer 3 = acto sexual favorito

5 = fantasía sexual hecho a un hombre 6 = zona que te enfría

Elige una palabra o frase relacionada con el tema escogido, y escríbelo en un papel con guiones para representar cada letra, como en el juego del Ahorcado clásico. Por ejemplo, si sacases un 1, elegirías postura del misionero. Si sacases un 5, elegirías doctores y enfermeras. Elige cosas sencillas, de no más de tres palabras. Siempre puedes elaborarlo más cuando tu pareja adivine la respuesta. Tu pareja entonces dirá letras: si acierta una, añade las letras; si no, se lo añades a la figura del Ahorcado. Las partes del cuerpo que se dibujan son: cabeza, cuerpo, brazo izquierdo, brazo derecho, pierna izquierda, pierna derecha y un par de pechos (que cuentan como uno) o un pene.

Cuando tu pareja ha acertado la frase, es su turno para tirar el dado.

BENEFICIOS DEL JUEGO

Puedes comunicarle a tu pareja tus deseos en una forma divertida y no amenazadora. Y además verás cómo piensa sexualmente mediante sus aciertos.

VARIACIONES DEL JUEGO

Elige algo que quieras probar esta noche; tal vez una postura sexual o algo pervertido que siempre te haya intrigado, como los azotes. Si tu pareja acierta, es su turno para elegir qué le gustaría hacer esta noche. Si pierde, tú haces realidad tu deseo.

SUGERENCIA PICANTE

No te lances directamente con tus deseos más «salvajes»: es más seguro empezar poco a poco e ir subiendo. Digamos, por ejemplo, que tu máxima fantasía es que te encadenen y te azoten hasta quedarte sin sentido; empieza con algo simple, como pedirle a tu pareja que te inmovilice los brazos durante la postura del misionero (sujétame). Si tu acto sexual favorito es el beso negro, empieza con algo más general como juego anal, para que, en el caso de que tu pareja sienta repugnancia hacia el trasero (como mucha gente), no la asustes demasiado. Haciéndolo con delicadeza, podrás averiguar cuál es la respuesta de tu pareja: después de todo, el sexo es cosa de dos, no de uno.

Otro consejo: si llevas un tiempo con tu pareja y siempre te toca la zona que más te enfría (y si lo hace, ¿por qué no le has dicho ya que pare?), díselo con suavidad y estate preparada para explicarle exactamente qué es lo que no te gusta cuando te toca en ese sitio en concreto.

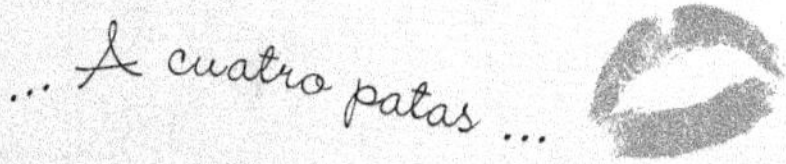

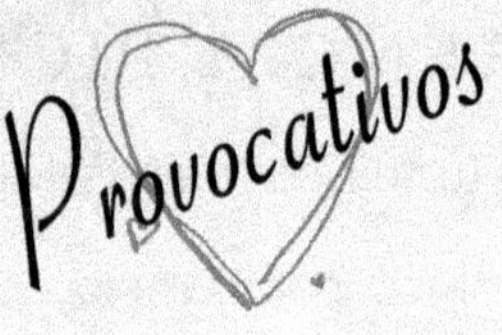

PUNTUACIÓN 10

Cómeme

Experimentar con comida es una manera divertida de poner en funcionamiento los cinco sentidos a la vez: siempre es un buen modo de aumentar tu respuesta sexual. Este juego requiere un poco de preparación, pero os ayudará a ambos a escuchar a vuestro cuerpo y al del otro de forma más efectiva.

PARA JUGAR

Pídele a tu pareja que escriba una lista con sus cuatro mayores deseos sexuales o románticos, por orden de preferencia. Debería asegurarse de que todos pueden llevarse a cabo dada la situación en la que os encontréis; por lo que, si es vuestra primera cita, tal vez queráis limitarlo a besos o masajes; si lleváis juntos durante años y os desmelenáis juntos, asegúrate de que no incluya su fantasía sobre ti y el camarero o camarera del bar. Debería ser algo que se pueda realizar aquí y ahora (si gana).

A continuación, véndale los ojos y ve a la cocina para preparar una bandeja con comida sensual. No te preocupes, no necesitas ser un gran chef. Prueba lo siguiente:

- cubitos
- trozos de fruta o cerezas
- licores cremosos
- miel, mermelada o chocolate para extender

Llévale la bandeja de delicias a tu pareja. Pídele que adivine qué le estás dando a probar (desecha cualquier alergia antes para no arruinar el juego). Dile que escuche el sonido que hace la comida, si lo hace. ¿Puede adivinar lo que es sólo con el sonido? Si lo hace, gana su primer deseo sexual/romántico. ¿No? Déjale olerlo. Si lo acierta, gana su segunda elección. Si sigue sin adivinarlo, déjale sentir la textura entre sus dedos, luego, si es necesario, déjale saborearlo. Si lo acierta, recompénsale con el número de deseo que corresponda en su lista. Si, después de probarlo, sigue sin adivinarlo, se quita la venda y es tu turno escribir tu lista de deseos, para que se hagan realidad si puedes identificar correctamente la comida que te dan.

BENEFICIOS DEL JUEGO

El mejor sexo implica los cinco sentidos, por lo que entrénate para prestar atención a los cinco. Dar de comer a alguien, o dejar que alguien te dé de comer, también aumenta la intimidad, ya que requiere cierto grado de confianza.

VARIACIONES DEL JUEGO

Si te gusta cocinar y tienes algo de tiempo para prepararlo, decántate por comida más elaborada: gambas con mayonesa; canapés de salmón ahumado con crema agria y cebolletas; pastelitos de mermelada; o cerezas bañadas en chocolate. Tu pareja deberá identificar cada ingrediente para que su deseo sexual se haga realidad.

Prueba a darle el bocadito elegido a tu pareja, sujetándolo entre tus labios para que lo comparta contigo. Tal vez te gustaría verter sensualmente algún vino o licor de tu boca a la suya.

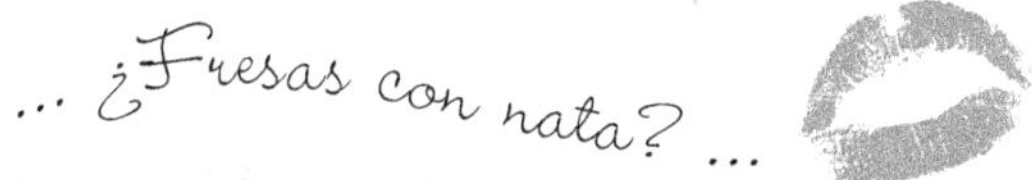

SUGERENCIA PICANTE

Dale un toque extra a tu bandeja de delicias incluyendo comida afrodisiaca. Los plátanos contienen mucho potasio, lo que se cree que aumenta la libido. Las ostras tienen mucho zinc, y su forma también es sugerente, al igual que los higos y los espárragos. Se cree que la miel es también un afrodisiaco, la expresión «luna de miel» procede de la antigua tradición en la que las parejas bebían hidromiel en su noche de bodas para incrementar sus actividades de dormitorio. Se dice que los ajos y las cebollas también tienen cualidades excitantes, pero asegúrate de cocinarlos antes a no ser que quieras ser muy mala con tu pareja, y come tú también ¡para que no te tengas que enfrentar a su aliento a ajo! Y, por supuesto, también está el alcohol, pero nunca olvides lo que Shakespeare escribió sobre aumentar el deseo pero mermar la actuación: no te emborraches de tal manera que no puedas disfrutar jugando con tu pareja.

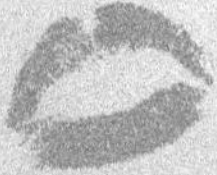

... Siente el camino hacia una noche de pasión ...

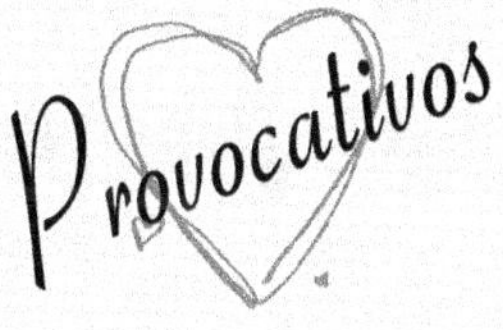

PUNTUACIÓN 11

Abecedario de la lujuria

Si de verdad quieres comprender el lado sexual de alguien, conocer las palabras y los pensamientos lascivos que le vienen automáticamente a la cabeza puede ser de gran ayuda. Con el alfabeto podrás introducirte en sus pensamientos latentes: después de todo, lo que para uno es «consolador» para el otro es «control»...

PARA JUGAR

Id diciendo el abecedario, por turnos, para ir proponiendo una palabra sexual para cada letra: por ejemplo, «A» podría ser Punto A (el punto de placer que las mujeres tienen justo encima del punto G), Apasionado o Ano, en función de lo atrevidos que queráis ser.

Cuando tu pareja ha propuesto su palabra, pasáis a la siguiente letra: la «B» podría significar Bolas chinas o Beso francés. Las palabras no tienen por qué ser obviamente sexuales, siempre y cuando puedas justificar la razón por la que has pensado en ella: por ejemplo, para la «C» puedes decir Chocolate para extender, y explicar que el motivo por el que la has elegido es porque te encanta que te lo viertan por tus partes sensibles y que luego lo laman. Si alguno de los dos no consigue proponer una palabra, deberá tirar el dado y besar una zona del cuerpo de la pareja, en función del número que salga:

1 = labios	3 = dedo del pie	5 = rodilla
2 = tobillo	4 = cuello	6 = espalda

BENEFICIOS DEL JUEGO

Aprenderéis qué excita a vuestra pareja de un modo divertido y alegre. También te ayudará a ver lo sexualmente sofisticada que es tu pareja: si sugiere emetofilia para la letra «E», tal vez te interese comprarte un diccionario de palabras obscenas. Si no tenéis confianza, las palabras que tu pareja elija te dirán mucho sobre lo imaginativa que puede ser.

VARIACIONES DEL JUEGO

Después de cada palabra, hablad sobre si es algo que os encanta, odiáis o tenéis curiosidad por probar.

Elige una frase sexi, como por ejemplo: «Hazme el amor ahora» y propón una palabra erótica con cada letra: «H» de hedonístico; «A» de afrodisiaco», etc.

También podrías proponer una palabra no erótica con cada letra del alfabeto para enseñarle a tu pareja las zonas que más te enfrían; por ejemplo, «O» de ombligo si odias que te lo toquen, o «S» de sesenta y nueve si te desagrada esa práctica. También podrías decir los nombres de famosos a los que encuentras repulsivos si estás desesperada.

O si tienes el Scrabble, por turnos id sacando letras de la bolsa y proponed una palabra obscena que empiece por esa letra. A medida que acumuléis letras, utilizadlas para jugar una partida de Scrabble de palabras obscenas.

Y, por supuesto, podéis elaborar la lista de sitios para besar si no se acierta una palabra, en función de lo bien que os conozcáis...

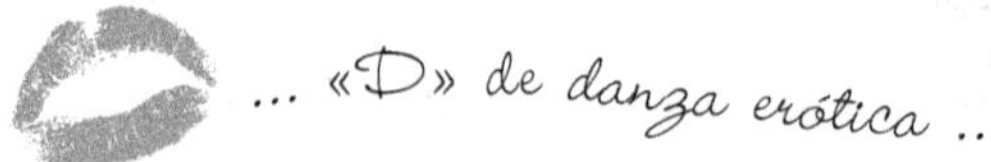

SUGERENCIA PICANTE

A todo el mundo le gusta el lenguaje sexual, en concreto, cuando se utiliza en el dormitorio: a una persona le resultará más erótico el uso de términos picantes, mientras que otra preferirá palabras más románticas.

No asumas que, sólo porque a ti te encanta una palabra, a tu pareja también, y no asumas que las mujeres siempre quieren palabras románticas mientras que los hombres prefieren un lenguaje más soez. Son preferencias personales más que de sexo.

Mientras jugáis a esto, estableced cualquier palabra que consideréis que os enfría; de este modo, cuando sea el momento de decir obscenidades, no utilizaréis inadvertidamente una palabra que provoque que la libido de vuestra pareja disminuya. En cambio, deja que tu pareja sepa si hay alguna palabra o frase que automáticamente te haga sentir juguetona. Al utilizar un lenguaje sexual que os estimule a ambos, mejoraréis la experiencia amatoria cuando digáis obscenidades.

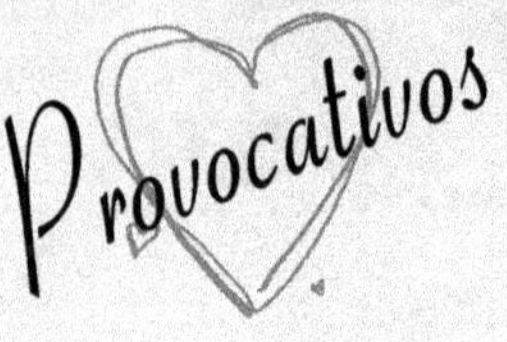

PUNTUACIÓN 12

Romper el hábito

Con demasiada frecuencia, las parejas caen en una rutina sexual, y no sólo en relaciones largas. Incluso después de un mes, es frecuente caer en hábitos sexuales porque sabes lo que funciona, y es fácil pensar «si no está roto, no lo arregles». Este juego te ayudará a mantener las cosas frescas.

PARA JUGAR

Tira el dado para elegir una de las categorías de la siguiente lista:

1 = lugar para las citas 4 = comunicador sexual principal

2 = postura sexual 5 = juegos preliminares para ella

3 = instigador sexual 6 = juegos preliminares para él

Piensa en la categoría elegida; ¿tienes un hábito en esta área? Por ejemplo, ¿vas siempre al cine en las citas? O ¿eres siempre el primero en hacer el primer movimiento?

Si no lleváis juntos lo suficiente como para tener hábitos, piensa si tú, personalmente, tienes algún hábito. ¿Tiendes a practicar la postura del misionero? O ¿siempre dejas que sea tu pareja la que inicie las conversaciones sobre sexo?

A continuación, elige una alternativa a tus hábitos con la que también disfrutes. Decide evitar la actividad que tienes como hábito durante, digamos, una semana o un mes. Asegúrate de que utilizas este tiempo para probar diversas cosas nuevas y no para crear otro hábito que reemplace el que ya tienes.

BENEFICIOS DEL JUEGO

La monotonía sexual se puede instaurar muy fácilmente, y ser conscientes de ello os ayudará a mantener las cosas frescas y emocionantes. Este juego servirá para que os contéis qué cosas nuevas os gustaría probar.

VARIACIONES DEL JUEGO

Cambiad la lista de temas según lo que creáis conveniente: tal vez, «hora en que practicamos sexo» o «día en que practicamos sexo» si vuestra vida sexual está regulada. O, tal vez, añadid «orden de actos sexuales» si habéis acabado haciendo las mismas cosas en el mismo orden cada vez que actuáis con desenfreno.

SUGERENCIA PICANTE

Si sientes que tienes una rutina, no te enfades: simplemente empieza algo nuevo. Compra un manual de sexo para leerlo juntos, ¡o prueba todos los juegos de este libro!

Siempre hay sitio para introducir cosas nuevas en vuestra vida sexual. Incluso la cosa más simple, como poner el despertador media hora antes para echar uno rapidito por la mañana, o ducharos juntos al final del día, puede introducir variedad.

Una de las rutinas más frecuentes en la que cae la gente es reducir los juegos preliminares al mínimo, por lo que ambas partes están meramente excitados como para practicar sexo con penetración. Prueba a poner un despertador para que suene después de 20 minutos y colócalo al lado de la cama. No paréis los juegos preliminares hasta que suene la alarma: es más fácil que las mujeres alcancen el clímax con el sexo con penetración si está precedida por más de 20 minutos de juegos preliminares.

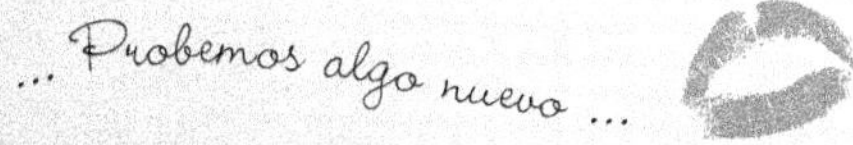

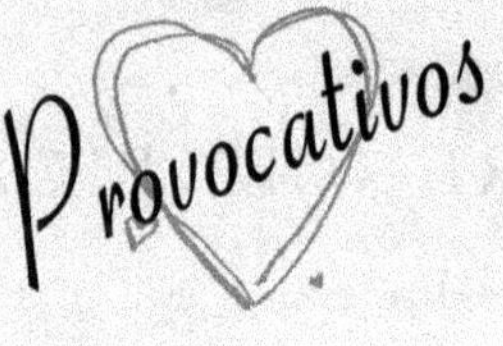

PUNTUACIÓN 13

Consecuencias sexuales

¿Recuerdas aquel juego de infancia en el que se creaba una historia entre todos, frase a frase, sobre un trozo de papel doblado?

Esta es la idea llevada a territorio adulto: tú creas tu propia historia erótica junto con tu pareja. Si decidís hacerla realidad es cosa vuestra…

PARA JUGAR

En un papel, completa el primer paso que se indica más abajo. Dobla el papel para que no se vea la respuesta, y dáselo a tu pareja. Entonces ella completa el segundo paso, dobla el papel igual que antes, y te lo devuelve. Continuad hasta que hayáis completado todos los pasos, luego leed la historia que habéis elaborado juntos, podría ser la cosa más erótica que jamás habéis leído. O, simplemente, puede que os haga reír.

- Escribe el nombre de una estrella de porno masculina (invéntatelo si no conoces ninguno).
- Escribe las palabras «decidió probar» luego elige tu juego preliminar favorito.
- Escribe la palabra «con» y el nombre de una estrella de porno femenina (invéntatelo si no conoces ninguno).
- Escribe la palabra «en» y añade tu sitio favorito para hacer el amor.

- ¿Qué frases te excitan de verdad? Escribe una, seguida de las palabras «él jadeó».
- Ahora escribe otra frase, seguida de las palabras «ella dijo. Se decidieron por», y, a continuación, añade tu postura sexual favorita.
- Añade tres palabras para describir cómo te gusta más el sexo (por ejemplo, fuerte, rápido).
- Escribe las palabras «después, ambos» seguido de tu tratamiento poscoital favorito.

BENEFICIOS DEL JUEGO

Esta actividad te ayuda a aprender lo que le excita a tu pareja de forma divertida. Escribir juntos una historia sexi también puede resultar una experiencia erótica, en concreto, si uno de los dos se la lee al otro cuando hayáis acabado, con voz sensual. Incluso si no lo es, reíros juntos os ayudará a estrechar lazos.

VARIACIONES DEL JUEGO

Cambiad las instrucciones de modo que se adecuen a lo que queráis aprender el uno del otro; podéis llamar a los personajes con vuestros nombres, empezar la historia en vuestro lugar de citas favorito, luego escribir la comida favorita de alguno de vosotros, el conjunto más sexi, y cualquier cosa que queráis antes de entrar en un territorio más «verde».

Para llevar la situación a un nivel más atrevido, sitúa la historia en un lugar pervertido, como una mazmorra, y añade frases sobre actividades que te gustaría que tuvieran lugar allí.

Y, por supuesto, si realmente os gusta la historia, siempre podéis ponerla en práctica, e incluso grabar un vídeo para la posteridad. No necesitáis un equipo de vídeo caro, el del teléfono móvil os dará la suficiente calidad para que lo disfrutéis juntos después de que hayáis hecho realidad vuestra historia. No lo hagas si no conoces muy bien a tu pareja, ya que podrías verlo colgado en Internet.

SUGERENCIA PICANTE

Escribir historias eróticas no tiene por qué limitarse a este juego. Escríbele a tu pareja una historia erótica personalizada como sorpresa, verás que puede ser un gran estimulante, igual que mostrarle lo que piensas sobre ella incluso cuando no está cerca.

No tienes que ser un excelente genio de las palabras: podrías enviarle la historia a trozos en mensajes de texto. Anímale a responderte acabando con frases como: «Me arrancas la ropa y me besas apasionadamente, pero ¿qué haces luego?». Conseguiréis que vuestros teléfonos echen humo en un momento.

Y, si eres una persona creativa, deja volar tu imaginación. Escribe una historia en la que aparezca tu pareja, con muchas referencias a lo sexi y atractiva que es. Introdúcela en su bolsillo o déjala sobre su almohada cuando sepas que tú llegarás a casa más tarde. Cuando haya acabado de leer, estará muy contenta esperando tu llegada...

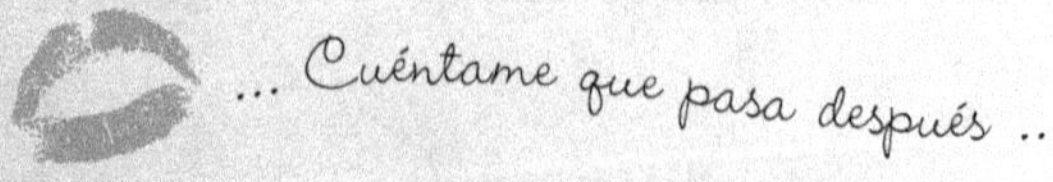

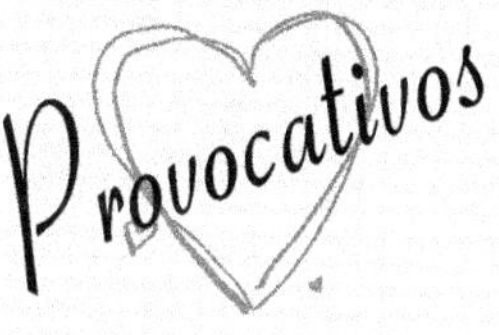

PUNTUACIÓN 14

Parodia sexual

Descubrir lo que realmente piensa tu pareja sobre el sexo puede ser un tema incómodo de tratar. Este juego te ayuda a establecer qué le gusta a tu pareja de forma práctica, sin importar en qué fase estéis de vuestra relación, ya que la gente no siempre se muestra abierta con el otro, en concreto, cuando se trata de sexo.

PARA JUGAR

Tira el dado para elegir entre la siguiente lista:

1 = ¿lencería o desnudez?

2 = ¿fantasía o realidad?

3 = ¿juegos preliminares o seductores gemidos?

4 = ¿vídeos para adultos o fotos picantes?

5 = ¿sexo anal o sexo oral?

6 = ¿lenguaje obsceno o sexo con penetración?

De las dos opciones que se te dan, anota la que más te atrae, pero no dejes que la vea tu pareja.

Vuelve a tirar el dado. Si sacas un número impar, elige la primera opción, y si sacas par, elige la segunda. Por ejemplo, si has sacado un 1 (¿lencería o desnudez?) seguido de un 3, tenemos como resultado lencería.

Ahora, explica por qué esta opción es mucho mejor que su alternativa. Tu pareja debe adivinar si le estás mintiendo o realmente diciendo la verdad.

Si consigues engañarle, tu pareja debe pagar la multa que tú elijas. Si acierta, es su turno, y tú tienes que adivinar si está mintiendo o no. Si fallas, tú pagas la multa que tu pareja elija; si no, ella te paga otra multa.

BENEFICIOS DEL JUEGO

Descubrirás lo que quiere tu pareja en el dormitorio, cómo es de convincente mintiendo y lo bien que la conoces.

VARIACIONES DEL JUEGO

Haz tu propia lista de opciones, cubriendo cualquier aspecto de tu vida sexual o relación: por ejemplo, ¿cita en el cine o para cenar? ¿Subordinación o dominación? ¿Baile sensual o lucha en el barro? Sé tan salvaje o tan comedida con tus sugerencias como quieras.

SUGERENCIA PICANTE

Explicarle de forma abierta a tu pareja tus deseos sexuales puede resultar delicado, en concreto, si hace algo con lo que no disfrutas realmente. No sufras en silencio, sino expónselo con delicadeza. Por ejemplo, en lugar de decir: «Odio que me toques el trasero», di: «Me encanta cómo me tocas los pechos, pero no sé por qué razón no me gusta que me toquen el trasero». De este modo, alabas una de sus buenas técnicas mientras que lo alejas de aquello que no te gusta.

Del mismo modo, ten en cuenta que el dormitorio no es siempre el mejor lugar para tratar temas sexuales. Puede ser menos amenazador hablar de las cosas que no te gustan cuando estáis los dos vestidos: por ejemplo, durante la cena. Mucha gente se siente vulnerable cuando está desnuda, que es lo último que quieres que pase cuando intentas hacer una crítica constructiva sobre sus hábitos en el dormitorio.

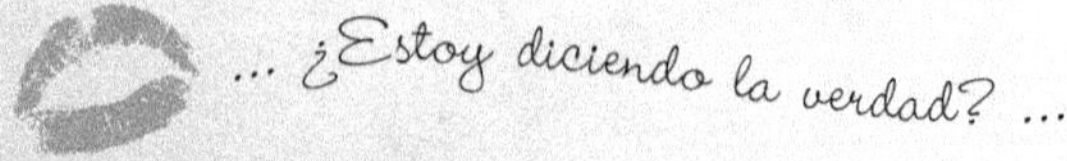

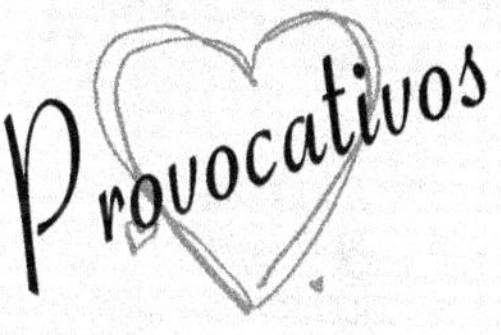

PUNTUACIÓN 15

Cartas eróticas

Una baraja de cartas puede venir muy bien para juegos de adultos. Son ideales para citas al principio de una relación, ya que ayudan a saber más a cada uno del otro, y fácilmente se pueden animar si queréis que la situación suba de tono.

PARA JUGAR

Reparte las cartas a partes iguales entre los dos jugadores. Luego, por turnos, colocad una carta, y, cuando se pongan dos cartas del mismo número o palo seguidas, la primera persona que grite «pareja» se queda con todas las cartas que están sobre la mesa y tiene que pensar en algo que los dos tengáis en común: por ejemplo, a los dos os gusta el mismo tipo de música, o a los dos os gusta la postura del misionero.

Si no se te ocurre nada, tu pareja tira un dado para elegir una de las siguientes preguntas para iniciar una charla:

1 = ¿Cuáles son tus tres películas favoritas?

2 = ¿Cuál fue el primer disco que te compraste?

3 = ¿Cuál es tu libro favorito?

4 = ¿Prefieres los conciertos o los bares?

5 = ¿Prefieres la comida para llevar o ir a un restaurante?

6 = ¿Prefieres el cine o el teatro?

O, si quieres que las cosas se pongan más picantes, elige una de las siguientes opciones:

1 = ¿Cuáles son tus tres técnicas favoritas en los juegos preliminares?

2 = ¿Cuál fue la primera prenda sexi que te compraste?

3 = ¿Cuál es tu postura sexual favorita?

4 = ¿Prefieres el sexo oral o la estimulación manual/digital?

5 = ¿Qué prefieres: el sexo fuera o dentro del dormitorio?

6 = ¿Qué prefieres: mirar porno o ir a un show de sexo en vivo?

BENEFICIOS DEL JUEGO

Al principio de la relación, cualquier semejanza que encuentras sugiere que estáis hechos el uno para el otro; las dos partes buscan razones por las que estar con la pareja.

A medida que pasa el tiempo, es fácil asumir que lo sabes todo de tu pareja y, por tanto, dejas de buscar semejanzas; sin embargo, si te esfuerzas por descubrir más del otro, seguiréis tan conectados como sentiste que lo estabais cuando os conocisteis.

Las parejas con muchas cosas en común suelen tener relaciones con más éxito. Al trabajar juntos para encontrar vuestros parecidos, construiréis lazos con la pareja.

VARIACIONES DEL JUEGO

Haz tu propia lista de preguntas eróticas para decírselas a tu pareja. Tal vez quieras centrarte en algún elemento concreto de tu relación: por ejemplo, juegos preliminares o sexo.

Si ya tenéis confianza entre vosotros, podéis poner en práctica cada acto sexual «en común» que hayáis identificado a medida que transcurre el juego.

Y, por supuesto, el ganador de Cartas eróticas siempre puede pedir al perdedor que pague una multa sexual.

SUGERENCIA PICANTE

Que no cunda el pánico si no se te ocurre nada que tú y tu pareja tengáis en común para empezar. También podéis tener intereses diferentes y aun así tener muchas cosas en común como ideas religiosas o políticas o la actitud hacia la familia. Estos tipos de temas importan más que compartir aficiones: después de todo, en una relación saludable, verás a tus amigos con regularidad y puedes compartir tus aficiones con ellos.

Piensa en las cosas que más te importan en la vida. Tal vez tu trabajo sea de vital importancia, o no puedas vivir sin tu colección de discos. No importa lo triviales que parezcan tus preferencias; al conocer las cosas que son importantes para ti, y compartirlas con tu pareja, le estarás ofreciendo una visión de quién eres en realidad.

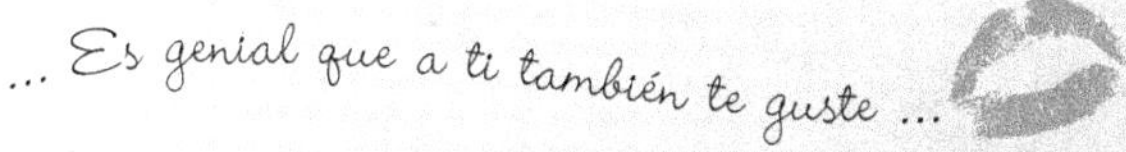

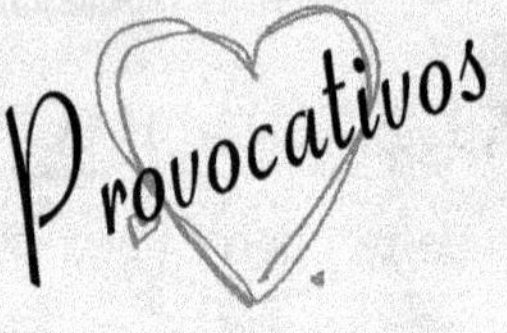

PUNTUACIÓN 16

Besar por números

Quien dijera: «Un beso es sólo un beso» mentía. Un beso puede ser juguetón, sensual, romántico y mil y una cosas más. Este juego te muestra el alcance infinito que ofrecen los besos: tanto la forma de besar como el lugar donde lo haces...

PARA JUGAR

Tira el dado. Cada número representa un tipo de beso.

1 = lentamente	3 = provocativamente	5 = suavemente
2 = apasionadamente	4 = románticamente	6 = descaradamente

Vuelve a tirar el dado. Elige la parte que vas a besar.

1 = labios	3 = hombros	5 = pie
2 = cuello	4 = brazo	6 = espalda

Por último, tira el dado para elegir un tiempo límite:

1 = 30 segundos	3 = 2 minutos	5 = 4 minutos
2 = 1 minuto	4 = 3 minutos	6 = 5 minutos

Besa a tu pareja del modo y en la parte del cuerpo que el dado ha decidido: por ejemplo, si has sacado un 3, un 4 y un 5, besa el brazo de tu pareja provocativamente durante cuatro minutos. Pon una alarma para saber cuándo debes parar de besar.

Cuando hayas besado la parte del cuerpo de tu pareja el tiempo indicado, es su turno para tirar el dado y besarte. Seguid tirando el dado hasta que hayáis besado cada centímetro del cuerpo del otro.

BENEFICIOS DEL JUEGO

Es muy fácil caer en una rutina, incluso con algo tan simple como besar. Este juego te ayuda a variar tus técnicas para besar, y también a aprender más sobre cómo le gusta a tu pareja que la besen; tal vez descubras que se excita más cuando le besan lentamente que cuando le besan apasionadamente, o que aprecia un mordisqueo descarado. Presta atención a su respuesta, para que puedas ajustar tus besos de forma adecuada en futuras relaciones sexuales.

Al aplicar las diferentes técnicas para besar en varias zonas del cuerpo, también descubrirás si tu pareja tiene alguna zona erógena que aún no conocías.

VARIACIONES DEL JUEGO

Aumenta la cantidad de tiempo asignada para cada beso, o escribe tu propia lista de estilos de besos: por ejemplo, puedes poner «sólo labios» o «con lengua»; o añadir «mordisquear» o «chupar». Igualmente, puedes variar las partes del cuerpo besadas, y la cantidad de ropa que tienes que llevar puesta cuando te besen...

Podrías probar a añadir un elemento de adivinanza a la ecuación sin decirle a tu pareja el modo en que vas a besarla, y pedirle que la identifique después. Recompénsala con un beso en el modo que elija si lo acierta.

También puedes besar utilizando alguna de las técnicas del apartado «Sugerencia picante» que sigue.

SUGERENCIA PICANTE

Los besos no tienen por qué incluir sólo los labios. Un beso de mariposa puede ser un deleite sensual. Para dar uno, simplemente bate las pestañas contra la cara o cuerpo de tu pareja. Proporciona una sensación agradable sobre las zonas más sensibles de la piel. Es una sensación excitante que hará que tu pareja quiera más.

También puedes probar un beso de esquimal: frota tu nariz contra tu pareja mientras la miras a los ojos, comunicándole tus sentimientos visualmente.

Los practicantes del Tantra sugieren compartir la respiración mientras se miran a los ojos para crear una conexión.

Otra técnica oriental es el intercambio de saliva. Deja que fluya dentro de la boca de tu pareja, luego chúpala de entre sus labios. A continuación, tu pareja repite el proceso contigo.

Sé creativa con tus técnicas para besar y mantendrás viva la magia en tu relación.

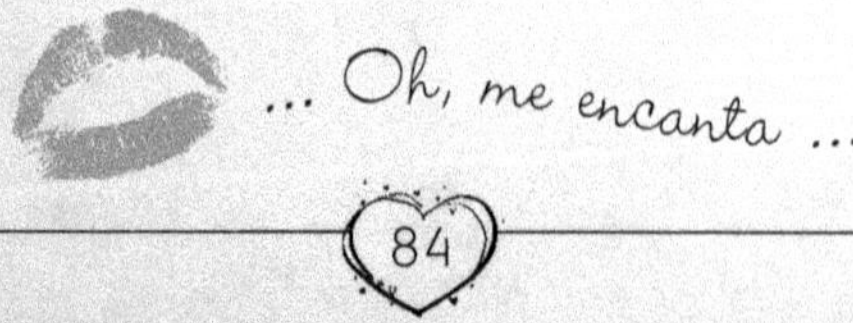

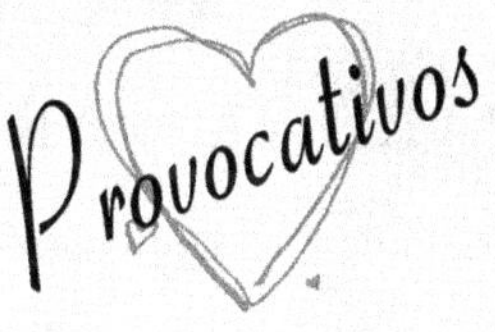

PUNTUACIÓN 17

Crucigrama erótico

La zona erógena más importante del cuerpo es el cerebro.

Este juego está diseñado para que te haga pensar en el sexo, lo que, a su vez, te pondrá de humor para el sexo.

¡Lo que ocurre en tu cabeza es tan importante como lo que ocurre entre tus muslos!

PARA JUGAR

Empieza tirando los tres dados. Suma tu puntuación, por lo que, si has sacado 2, 4 y 1, tu puntuación es 8. Ahora, escribe una palabra o frase sexi que tenga el mismo número de letras que tu puntuación (en este caso, ocho). Por ejemplo, podrías escribir «erótico». Tu pareja tira ahora los dados y suma su puntuación. Entonces escribe una palabra con el número de letras indicado por los dados. La palabra debería cruzar la tuya, por lo que, si ha sacado un 7, podría escribir «retozar» utilizando la «o» de «erótico». Suma un punto por cada letra en cada una de las tuyas. El ganador es la persona con la puntuación más alta después de 12 tiradas. El premio es una multa erótica de su elección.

BENEFICIOS DEL JUEGO

Tener pensamientos eróticos te ayuda a sentirte más sexi. Y jugar a este juego te permite ver qué es lo que pasa por la mente sexual de tu pareja. Si escribe «sexo oral», «cunnilingus» y «lengua», ¡tendrás una idea bastante aproximada de lo que más le gusta!

VARIACIONES DEL JUEGO

Por turnos, escribid palabras o frases (de la longitud indicada por los dados) que explique lo que queréis hacer esta noche, cada uno lo elabora a partir de las sugerencias del otro. Por ejemplo, sacas un total de 9 y escribes «misionero». Tu pareja saca después un 15 y cruzando la «r» de tu palabra escribe «piernas en el aire». Podrías seguirlo con una puntuación de 18, añadiendo «cojín bajo el trasero» utilizando su «n». Lleva las cosas tan lejos como quieras: ¿quién sabe en lo salvaje que podría convertirse la noche?

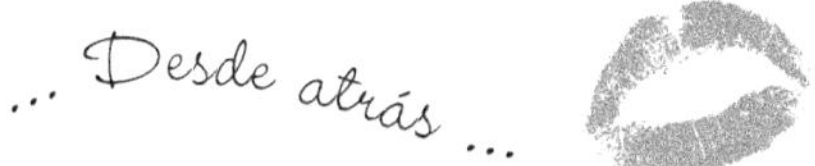

SUGERENCIA PICANTE

No guardes tus pensamientos eróticos sólo para cuando estés con tu pareja. Hazle saber que te excita todo el tiempo, enviándole mensajes de texto eróticos o mails a lo largo del día. Averigua antes la política de correo electrónico de la empresa, ya que si despiden a tu pareja por recibir correos inapropiados no hará que te quiera. Siempre podrías pedirle que configure una cuenta privada para tus descaradas misivas...

Deja flotar tu imaginación cuando estés en el autobús: piensa en la última vez que hicisteis el amor, o en una experiencia que te gustaría tener con tu pareja. Mantener activa constantemente tu mente sexual te ayudará a mantener tu libido en un nivel alto.

Otra forma de mantener tu mente centrada en el erotismo es llevar puesta ropa interior sexi —o incluso un cubrepezones o un anillo para pene— debajo de la ropa de diario. (No lleves puesto el anillo más de una hora, ya que es perjudicial cortar el flujo sanguíneo durante periodos prolongados de tiempo). Tu secreto sexi mantendrá tus deseos en la mente, y te hará sentir desesperada por ver a tu pareja lo antes posible.

Y si tienes pensamientos eróticos sobre tu pareja cuando te estás masturbando, no te olvides de contárselo. Hay pocos cumplidos que superen el admitirle a una persona que te has masturbado pensando en ella; aunque probablemente no es una buena idea confesarle que también pensabas en que su mejor amigo se os podría unir en la cama…

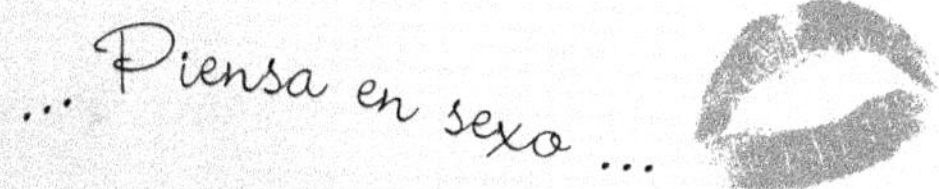

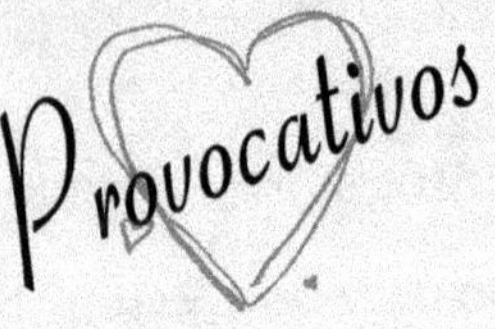

PUNTUACIÓN 18

Cómo piensa la otra mitad

¿Conoces bien a tu pareja? El sexo fantástico no es algo estrecho de miras, por lo que es importante conocer cuáles son las cosas favoritas de tu pareja. Este juego te ayudará a saber la respuesta a las preguntas importantes y, si no, te ayudará a conocerlas.

PARA JUGAR

Para empezar, anota las siguientes afirmaciones en una hoja de papel. Deja espacio suficiente para completar cada una.

1 La comida que siempre me pone de humor…

2 La canción que siempre me pone de humor…

3 Mi tipo de juego preliminar favorito es…

4 Mi sitio favorito para tener relaciones sexuales es…

5 Mi manera favorita para referirme a los genitales femeninos cuando digo obscenidades es…

6 Mi manera favorita para referirme a los genitales masculinos cuando digo obscenidades es…

7 Mi manera favorita para tener un orgasmo es…

8 Si tuviera que elegir un juguete sexual para utilizar, elegiría…

9 Mi hora preferida del día para tener relaciones sexuales es…

10 El momento del año en el que suelo sentirme más sexi es…

11 Mi prenda sexi preferida sobre mi pareja es…

12 Mi prenda sexi preferida para llevar es…

13 Mi «juego de después» favorito es…

14 La parte favorita de mi cuerpo es…

15 La parte favorita del cuerpo de mi pareja es…

16 Mi recuerdo romántico preferido de nuestra relación hasta el momento es…

17 Mi recuerdo sexual preferido de nuestra relación hasta el momento es…

18 Mi postura sexual favorita es…

19 Mi fetiche favorito es…

20 Mi zona erógena máxima es…

Tanto tú como tu pareja deberéis acabar cada afirmación pero con una salvedad. Ambos deberéis fingir que sois vuestra pareja y adivinar qué pondría ella.

Doblad el papel con las afirmaciones e introducidlas en un recipiente (uno cada uno). Tirad un dado. Quien obtenga la puntuación más baja saca una de las respuestas de su pareja y revela si ha acertado o no. El jugador con el número más alto de respuestas correctas gana un favor sexual de su elección.

BENEFICIOS DEL JUEGO

Este juego fomenta la comunicación entre vosotros, ayudándoos a desarrollar vuestra relación. Nunca aprendes lo suficiente sobre las preferencias sexuales de tu pareja; sólo sirve para aumentar vuestras experiencias sexuales.

VARIACIONES DEL JUEGO

Escribe las afirmaciones para cubrir áreas débiles de vuestro conocimiento mutuo; por ejemplo, puedes incluir las maneras preferidas de ser tocada o fantasías favoritas.

También, si aún es pronto en vuestra relación, baja el tono del juego incluyendo otros asuntos, como sitios favoritos para ir en una cita o sabor preferido de helado.

SUGERENCIA PICANTE

Aprender las preferencias de tu pareja es algo útil y saludable, aunque algunas veces puede plantear problemas en vuestra relación: por ejemplo, si una mujer se siente particularmente orgullosa de sus piernas pero su pareja escribe «pechos» como su parte favorita del cuerpo, tal vez ella piense que está criticando sus piernas en lugar de ensalzando sus pechos.

Recuerda, este juego es para ayudarte a descubrir lo que a tu pareja le gusta de ti y cuánto os conocéis, y, al practicarlo, incrementaréis el conocimiento que tenéis del otro. Por tanto, si tu pareja no acierta ninguna respuesta, no lo utilices como excusa para iniciar una discusión. Míralo como una oportunidad para enseñarle lo que realmente te gusta. Siempre puedes reforzar el mensaje dándole una lección erótica de lo que te excita después de acabar de jugar…

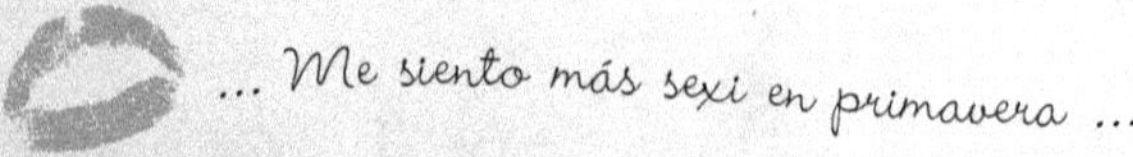

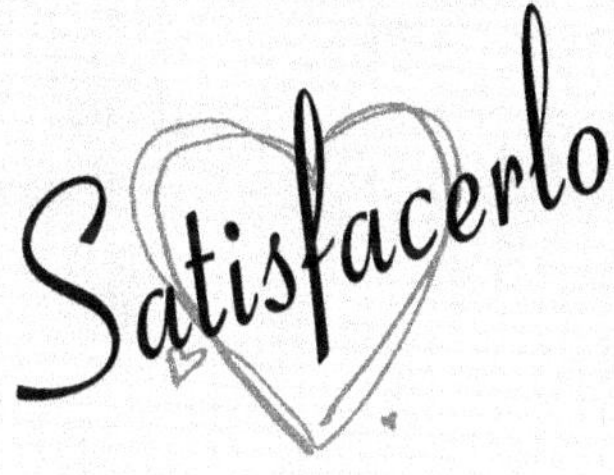

Es fácil creer que a los hombres sólo les interesa el sexo con penetración y que piensan que cualquier otra cosa son sólo adornos; sin embargo, a los hombres les gusta sentir placer tanto como a las mujeres. Estos juegos te enseñarán a llevar a un hombre al éxtasis con tus manos, labios y más…

PUNTUACIÓN 3

Encantadora de serpientes

A menudo es más fácil excitar a un hombre que a una mujer, pero, como resultado, la mujer puede pasar por alto los matices sutiles que marcan la diferencia entre una relación sexual buena y una fantástica. Este juego te ayudará a ver exactamente qué es lo que enciende a tu chico.

PARA JUGAR

Para empezar, tu chico debería estar desnudo mientras que tú permaneces vestida. También debería tener el pene erecto: puede hacerlo él o tú puedes ayudar. Sin embargo, recuerda que debes mantener la estimulación al mínimo; la diversión viene luego…

Cuando tu chico esté erecto, tira el dado para elegir:

1 = desnudarse	4 = decir obscenidades
2 = jugar con tus pechos	5 = chuparte el dedo seductoramente
3 = soplar sobre el pene	6 = estilo libre de tu pareja

Sigue las órdenes dictadas por el dado, observando a tu pareja para ver si su pene se mueve hacia arriba. Si sacas un 6 (estilo libre), haz lo que creas que más le excitará. Puede ser una actividad de la lista para otra puntuación, una combinación de ellas o algo totalmente diferente.

El objetivo del juego es que el pene de tu pareja se mueva hacia arriba diez veces en una hora. Si una actividad no tiene el efecto deseado, vuelve a tirar el dado para elegir otra: haz esto hasta que encuentres algo que funcione. Sin embargo, la regla de oro es que no puedes tocar su pene en ningún momento; el objetivo tiene que lograrse a través de medios visuales y verbales únicamente.

Si consigues que el pene de tu hombre se mueva diez veces, te recompensará con la actividad sexual que elijas. En caso contrario, él elige una actividad para que los dos os deis el gusto.

BENEFICIOS DEL JUEGO

Cuando dos personas están ocupadas juntas en una actividad sexual, es fácil pasar por alto pequeños signos que muestran que la otra persona disfruta particularmente con cierta actividad. Al observar la reacción física de tu pareja cuando tú no estás activamente implicada en satisfacerle, puedes obtener una idea de lo que realmente le gusta. Este juego debería reforzar el mensaje en tu cabeza de que proporcionarle placer a tu pareja es algo bueno que hacer: después de todo, ¡tienes recompensa si lo logras!

VARIACIONES DEL JUEGO

Cambia las opciones que te ofrece el dado por actividades que sabes que tu pareja disfruta particularmente: por ejemplo, verte utilizar un juguete contigo misma o compartir una fantasía picante.

Si tienes mucha confianza sexual en ti misma, haz una lista de diferentes actividades sexuales y, en lugar de sólo ceñirse a una, tu pareja puede tirar el dado cada vez que quiera que cambies lo que estás haciendo.

SUGERENCIA PICANTE

Algunas mujeres son más pudorosas que otras a la hora de mostrar su faceta sexual. Si la mujer que participa en este juego es tímida, su pareja debería animarla tanto verbal como físicamente. No hace falta utilizar palabras, aunque alabarla y decirle lo sexi que es la ayudará sin duda alguna a sentirse más cómoda. Sin embargo, los gemidos y los gruñidos pueden ser igual de efectivos.

Igualmente, el hombre puede sentirse nervioso al estar tan claramente expuesto. Si este es el caso, tal vez se relaje más si su pareja se desnuda también; después de todo, ser la única persona en una habitación que está desnuda puede hacer que incluso la persona más valiente se sienta vulnerable. De nuevo, los gruñidos y los gemidos pueden ser útiles para indicar que lo que está pasando funciona: si una mujer muestra lo estimulada que está al excitar a su pareja, no sólo se inflará su ego...

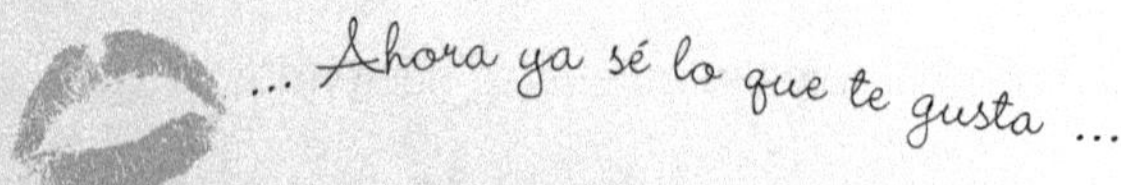

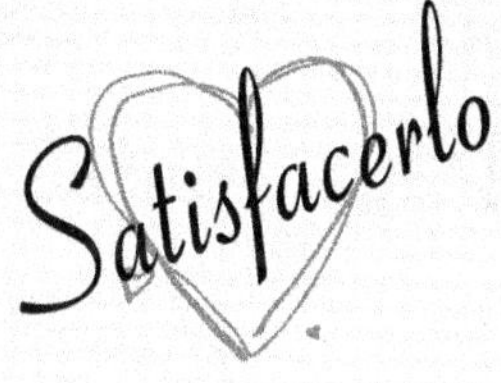

PUNTUACIÓN 4

El juego del plátano

La garganta profunda es una fantasía masculina famosa, pero no es exactamente la cosa más fácil de hacer, en concreto si el hombre no comprende que la mujer tiene que tener el control. Este juego ayudará a la mujer a aprender la técnica de la garganta profunda y enseñará al hombre a cómo ayudar a la mujer a disfrutarlo también.

PARA JUGAR

Para este juego, necesitaréis dos plátanos pelados del mismo tamaño. Las reglas son sencillas. Cada uno coge un plátano y, con los labios alrededor de los dientes para evitar «arañarlo», hay que intentar llevar el plátano lo más adentro de la boca que se pueda. Aseguraos de que son plátanos firmes (se trata de evitar que se rompan a mitad de camino y acabar ahogados).

Hay que introducirlo muy lentamente: el objetivo de este juego es la profundidad más que la rapidez. Tal vez lo encontréis más fácil levantando el velo del paladar (véase «Sugerencia picante») o tragando. Si alguno empieza a sentir náuseas, debe sacar el plátano y dejar que pase la sensación antes de continuar.

A medida que cada uno se sienta más cómodo con el plátano en su garganta, utilizad la lengua para lamer la parte de abajo, simulando una felación. A continuación, sacad el plátano, y comprobad si hay marcas de arañazos. Gana quien haya conseguido introducirse el plátano más profundamente sin dañarlo.

BENEFICIOS DEL JUEGO

La mujer aprende a entrenar su reflejo nauseoso, mientras que el hombre experimenta lo que se siente y descubrirá por qué es tan importante que ¡la mujer marque el ritmo!

VARIACIONES DEL JUEGO

Utiliza verduras o piezas de fruta más grandes o más pequeñas, para que se ajusten al tamaño del miembro del hombre. Incluso puedes hacer una réplica de su pene. Puedes comprar un kit para hacer moldes y hacer un clon de goma de su parte más íntima.

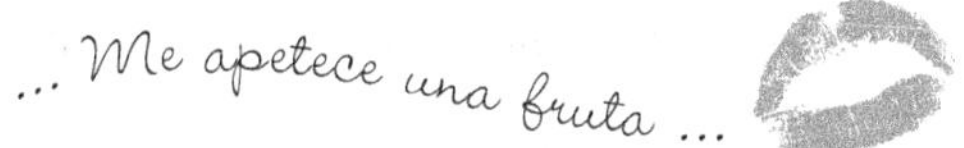

SUGERENCIA PICANTE

Lo más importante cuando se trata de la técnica de la «garganta profunda» es aprender a controlar el reflejo nauseoso. Gran parte se consigue con la práctica. Sin embargo, resulta mucho más fácil si se aprende a levantar el velo del paladar (la parte blanda al final de la boca). Un modo fácil de hacerlo es tensar la boca y ensanchar las ventanas de la nariz. Tal vez no resulte muy sexi, pero notarás que se levanta, abriendo la garganta y haciendo más fácil que el pene de tu pareja se deslice por tu garganta.

Cuanto más espacio tenga tu garganta, mejor, por lo que es mucho más fácil hacerlo con el cuello recto que doblado. Prueba a tumbarte con la cabeza colgando por el lado de la cama, y tu pareja inclinada sobre ti mientras lo atraes hacia tu cara.

Si tu pareja es demasiado grande para llevar a cabo esta técnica —y algunos hombres lo son, incluso para las felatrices más experimentadas— utiliza la «ayuda de mejillas». Coloca una mano bien lubricada sobre el tronco y otra sobre sus testículos. A continuación, coloca el pene de forma que apunte al interior de tu mejilla, mientras le practicas una felación. Deja que la cabeza del pene frote tu mejilla con cada empujón. Muchos hombres no notan la diferencia en el calor del momento: sentirá que te lo has tragado todo y no se desencadenará tu reflejo nauseoso.

N.B. La regla de oro con la técnica de la garganta profunda es que la mujer debe tener el control, el hombre no debería empujar. En su lugar, la mujer debería agarrar sus nalgas y atraerlo sólo cuando sienta que lo puede acomodar cómodamente. Si nota que empiezan los reflejos nauseosos, simplemente debe retirarlo, tragar y continuar únicamente cuando se sienta cómoda.

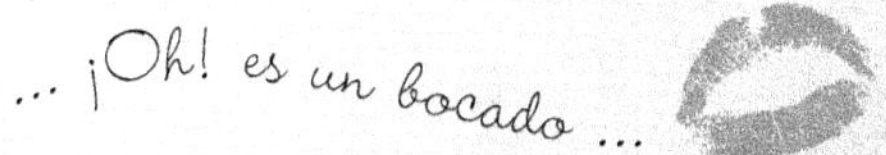

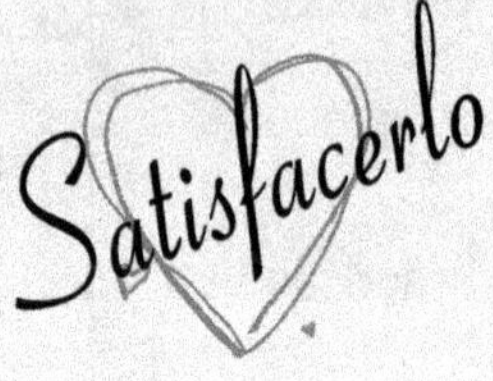

PUNTUACIÓN 5

¿Lo notas?

La piel es la zona erógena más grande del cuerpo, pero la mayoría de las parejas ignoran las caricias sensuales y, en su lugar, se centran en el coito. Este juego te ayuda a apreciar cada centímetro del cuerpo de tu pareja y, a su vez, le ayudará a sintonizar con su lado más sensual.

PARA JUGAR

Cada uno hace una lista con vuestras actividades sexuales favoritas, numerándolas del 1 al 6. Todas ellas deberían ser cosas que podríais, teóricamente, hacer esta noche, por lo que evitad cualquier cosa que requiera accesorios o situaciones que no podáis conseguir, y ceñiros a técnicas de juegos preliminares y posturas sexuales.

El hombre se desviste y, antes de que se tumbe en la cama, su pareja le venda los ojos. Si no se siente cómodo con la venda, pídele que se tumbe boca abajo y cierre los ojos. En todo caso, comprobad que la temperatura ambiental es idónea para que no se resfríe (estará allí un tiempo).

A continuación, recoge de la casa seis objetos que tengan diferentes texturas o sensaciones: un plumero, un paño de cocina limpio, un cubito, un pincel, un cojín de ante, un juguete de peluche o lo que tengas a mano. No elijas nada afilado, por razones que ya sabrás a medida que progrese el juego.

Vuelve con tu pareja y pídele que adivine lo que es cada objeto a partir de la sensación que produce mientras lo arrastras por su cuerpo. Empieza con una parte relativamente insensible de su cuerpo: por ejemplo, la piel gruesa de las rodillas o codos. Si no lo adivina, progresa hacia la palma de su mano, el interior de sus muslos y, finalmente (y muy suavemente), sus genitales.

Cada vez que identifica correctamente un objeto consigue un punto, que se puede canjear por favores sexuales al final del juego.

Si quieres hacer trampa, siempre puedes desnudarte y distraer a tu pareja frotando tu cuerpo contra el suyo al mismo tiempo.

BENEFICIOS DEL JUEGO

El hombre deberá prestar más atención de lo habitual a las señales que su cuerpo le envía; la venda en los ojos ayudará a aumentar los sentidos restantes.

Según lo sensualmente que arrastres los objetos sobre su cuerpo, este juego también puede funcionar muy bien como preliminar...

VARIACIONES DEL JUEGO

En lugar de utilizar objetos de la casa, puedes utilizar diferentes partes de tu cuerpo, por ejemplo, el pelo, las uñas, los dientes, los pezones, el vello púbico y los pies. Tu pareja deberá adivinar qué parte de tu cuerpo estás utilizando para acariciarle.

Si quieres hacer que el juego sea más difícil, puedes establecer un tiempo límite para que identifique el objeto o la parte del cuerpo.

SUGERENCIA PICANTE

No reserves esta experimentación sexual sólo para juegos de mesa. Utiliza diferentes texturas para añadir sensaciones a vuestras relaciones sexuales habituales. Prueba a acariciar a tu pareja con un guante de látex, cuero, encaje o lana. También puedes conseguir plumas para hacer cosquillas y cintas de ante diseñadas específicamente para juegos sexuales.

Pasa un cubito sobre sus nalgas, o arrastra una pluma por su columna mientras hacéis el amor. En concreto, pásalo sobre su cóccix (el pequeño hoyuelo en la base de la columna, que los practicantes del Tantra consideran el centro sexual).

Juega sensualmente con tus uñas sobre su espalda, pero no le arañes fuerte a no ser que sepas que le gusta. O deja que tu pelo recorra sus testículos cuando le hagas una felación. Variando la manera en la que lo tocas (y las cosas con las que lo tocas) añadirás una nueva dimensión a vuestras relaciones.

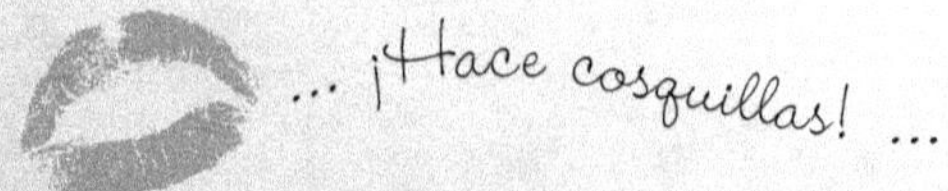

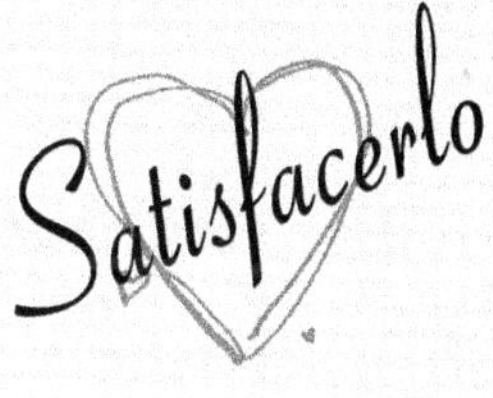

PUNTUACIÓN 6

Los dados del desnudo

Demasiado a menudo, las parejas simplemente se quitan la ropa y van al grano, descuidando la delicia erótica de desvestirse el uno al otro lentamente. Este juego ayuda a devolver la excitación de quitar la ropa lentamente, pero con una novedad: no puedes utilizar las manos…

PARA JUGAR

Escribe una lista de 6 prendas que lleve puestas tu pareja y un número para cada una. Por ejemplo:

1 = pantalones	4 = calcetines
2 = ropa interior	5 = corbata
3 = camisa	6 = jersey

Si lleva menos de 6 prendas de ropa, se puede contar cada calcetín como prenda individual y, si aun así no salen suficientes, incluye una prenda más de una vez.

Primero es el hombre quien tira el dado. A continuación, la pareja le quita la prenda que corresponda a su tirada pero sin usar las manos.

Puedes utilizar los labios, los dientes (¡cuidado si le quitas la ropa interior con ellos!), los codos, los pies o cualquier otra parte de tu cuerpo. Si hay ropa por encima de la que intentas quitar, tendrás que quitar esa prenda primero.

Si no consigues quitar la prenda elegida en una cantidad de tiempo acordada, por ejemplo, 10 minutos, deberás pagar una multa sexual.

BENEFICIOS DEL JUEGO

Al tomarte tu tiempo para quitarle la ropa a tu pareja, podrás estudiar su cuerpo mucho más de cerca de lo habitual. Tal vez él considere muy excitante que le quites la ropa interior con los labios. O, simplemente, podéis acabar riéndoos juntos, lo que siempre es un buen modo de construir lazos entre dos personas.

VARIACIONES DEL JUEGO

Si quieres ser muy estricta, y confiáis plenamente el uno en el otro, el hombre puede atar las manos de la mujer juntas. Si también te quiere desnudar, podríais hacer turnos para tirar el dado y quitar una prenda de la ropa de cada uno.

SUGERENCIA PICANTE

Cuando te embarques en una noche erótica, tómate tu tiempo en lugar de lanzarte a quitarle la ropa a tu pareja. Acaricia su pecho y sus pezones mientras desabrochas lentamente su camisa. Besa cada centímetro de piel que desnudes. Juguetea con las yemas de los dedos sobre su espalda cuando le quites la camisa.

Mientras progresas hacia abajo, frota su pene a través de los pantalones durante un rato antes de bajar l-e-e-e-entamente la cremallera o desabrocharle los botones de la bragueta. Introduce tu mano y acaricia el pene antes de sacarlo con la mano y arrastra suavemente tus uñas por el interior de sus muslos.

Dale un masaje en los pies después de quitarle los calcetines, y besa sus piernas cuando le hayas quitado los pantalones. Sube con lentitud desesperante y sopla sobre su pene por encima de la ropa interior antes de quitar la última prenda. Después de todo, las mejores cosas llegan a aquellos que saben esperar...

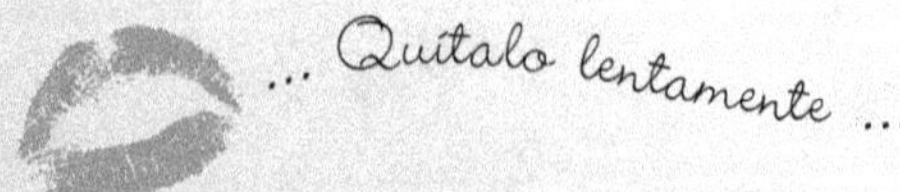

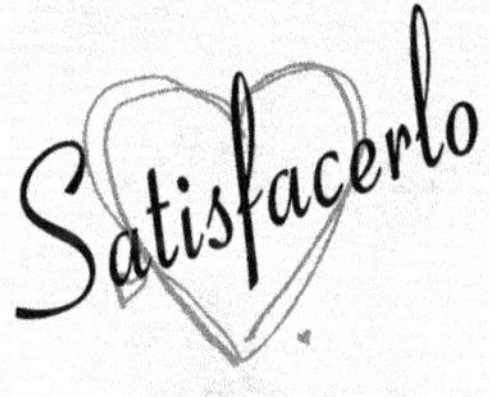

PUNTUACIÓN 7

Mira, sin manos

Es fácil instalarse en rutinas amatorias. Este juego te ayuda a olvidar las viejas rutinas, y te invita a pensar en nuevas y originales formas de dar placer a tu pareja. No sólo las sensaciones son muy diferentes, también las técnicas son alternativas prácticas si estás cansada de los métodos más convencionales.

PARA JUGAR

Tira el dado para elegir una de las siguientes opciones:

1 = pliegue del codo	4 = entre las nalgas
2 = pies	5 = entre los muslos
3 = entre las muñecas	6 = axila

A continuación, estimula a tu chico sólo con esa parte del cuerpo, hasta que alcance el clímax. Si la opción elegida no funciona o te cansas, vuelve a tirar el dado para elegir otra.

Ten en cuenta que si sacas un 4 o un 5, deberías asegurarte de que el hombre utiliza un condón a no ser que ambos os hayáis hecho las pruebas de ETS y toméis protección contra embarazos; la cabeza del pene contiene más de 3 millones de espermatozoides, por lo que no merece la pena correr ningún riesgo. Y si sacas un 2, comprueba que la piel de tus pies no sea demasiado áspera, ya que no quieres ocasionar ningún daño a la piel más delicada de tu chico.

BENEFICIOS DEL JUEGO

Al aprender a estimular a tu pareja con cada centímetro de tu cuerpo, añadirás variedad a tus relaciones sexuales. Las diferentes partes del cuerpo proporcionan sensaciones muy diferentes. Y tendrás alternativas nuevas sobre las que descansar si se te cansan las muñecas cuando estimulas a un hombre con la mano.

VARIACIONES DEL JUEGO

Haz tu propia lista de partes del cuerpo con las que estimular a tu pareja: tu pelo, entre tus pechos o cualquier otra parte que puedas imaginar.

Encontrarás este juego mucho más fácil y agradable si utilizas un lubricante para que se deslice con más facilidad. No utilices un lubricante con aceite si planeáis practicar sexo después, ya que puede pudrir el condón.

SUGERENCIA PICANTE

No pienses que la mujer siempre es la que se tiene que mover cuando estimula a la pareja. La ventaja de utilizar un lubricante es que permite al hombre deslizarse con facilidad, lo que significa que la mujer se puede tender mientras el hombre empuja.

Para masturbar a un hombre con el pliegue del codo, simplemente lubrícalo, dobla el brazo y siéntate mientras él permanece de pie a tu lado y empuja. Si utilizas los pies, prueba a tenderte sobre la espalda y juntar las plantas de los pies, dejando un espacio entre los arcos para que él empuje. Con tus muñecas, simplemente mueve los brazos arriba y abajo; y entre las nalgas, túmbate boca abajo y deja que se frote contra ti mientras tú empujas las nalgas hacia abajo. Utiliza una técnica parecida para masturbar a un hombre entre tus muslos; y, finalmente, si utilizas la axila, siéntate en una silla con el brazo extendido hacia abajo mientras el hombre permanece de pie a tu lado y empuja el pene dentro de él.

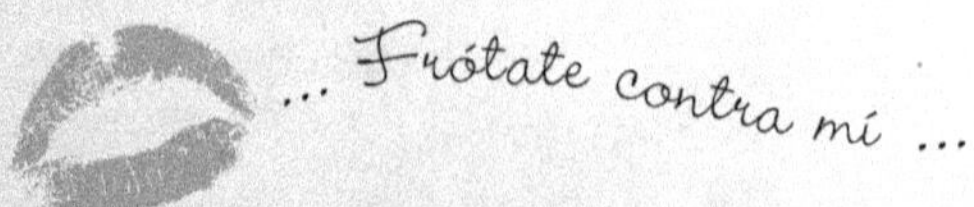

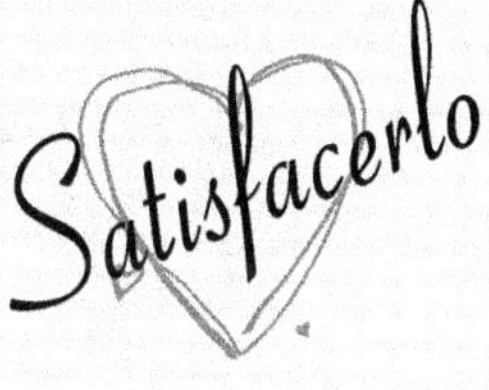

PUNTUACIÓN 8

Placer oral

A los hombres los vuelve locos el sexo oral; sin embargo, las mujeres sólo suelen usar una única técnica. Este juego te enseñará nuevas formas de satisfacer a un hombre con la boca y, de este modo, a introducir variedad en tus relaciones sexuales. Presta atención a las técnicas que le encantan.

PARA JUGAR

Elige una de las siguientes técnicas tirando el dado.

1 = garganta profunda. Véase el apartado «Sugerencia picante» del juego del plátano (páginas 104-105);

2 = fuego y hielo. Esta forma es más inofensiva de lo que parece. Necesitarás tener a mano una bebida caliente y unos cubitos de hielo. Alterna tomar un trago de líquido caliente (no hirviendo) y chupar a tu pareja, con chupar un cubito mientras le practicas una felación;

3 = tarareo. Simplemente tararea mientras le haces una felación a tu pareja. Las vibraciones le añadirán un toque extra;

4 = tragasables. Utiliza las manos y la boca. Mójate la palma con saliva o lubricante con sabor para que él no sepa dónde acaba la mano y empieza la boca, e introdúcete el pene hacia tu mejilla. Sentirá como si le estuvieras haciendo la técnica de la garganta profunda;

5 = servicio con los labios. Proporciónale una experiencia más excitante, utilizando sólo tus labios para darle placer. Pero no le beses sólo. Deja que la parte interior de tu labio inferior recorra el frenillo (el tejido fibroso debajo de la cabeza del pene. Utiliza los labios para mordisquear suavemente su tronco y sopla sobre sus testículos con los labios apretados sobre ellos;

6 = succión. Succiona lentamente el pene introduciéndolo en tu boca, notando cómo se endurece, pero en lugar de utilizar la lengua para excitarlo, simplemente succiona con más fuerza cuanto más se excite. ¡No succiones tan fuerte que le duela!

Pon un temporizador de 2 minutos. Ahora, practica una felación a tu pareja utilizando el método sugerido por el dado hasta que se dispare la alarma. Luego,vuelve a tirar el dado y prueba otra técnica.

BENEFICIOS DEL JUEGO

Al poner en práctica todas las opciones, aumentarás tus habilidades y técnicas para practicar felaciones.

VARIACIONES DEL JUEGO

Haz tu propia lista de estilos de felaciones, basada en lo que le gusta a tu pareja. Por ejemplo, si tiene los testículos sensibles, añade más opciones a la estimulación directa. Si le gusta más un enfoque agresivo, añade mordisquear. Y si prefiere un toque suave, añade lamer o incluso soplar; soplar seductoramente sobre su pene y sus testículos puede ser un deleite sensual.

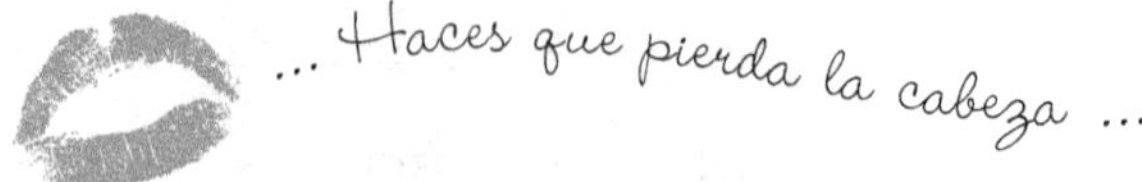

SUGERENCIA PICANTE

Si no te entusiasma particularmente practicar felaciones, tu chico puede hacer mucho para mejorar tu predisposición. Para empezar, debe lavarse con frecuencia para evitar que se acumulen esmegma y olores generalmente desagradables. Beber zumo de piña hace que el semen tenga un gusto más dulce, igual que evitar los cigarrillos, el alcohol y la comida picante.

Y si no te gusta tragártelo, o no os habéis hecho las pruebas de ETS, incorpora un condón de sabores a la ecuación: elimina cualquier miedo y el hombre no podrá contenerse.

Tal vez quieras añadir fruta a la felación: verter salsa de chocolate sobre el pene y lamerlo después lentamente puede resultar una experiencia dulce para la mujer y una seductora delicia para el hombre.

Del mismo modo, se puede utilizar champán, cava o vino espumoso durante el sexo oral: las burbujas explotando sobre el pene del hombre añaden una sensación extra, mientras que la mujer disfruta de un trago de su bebida favorita ia la vez que disfruta de un bocado de su chico!

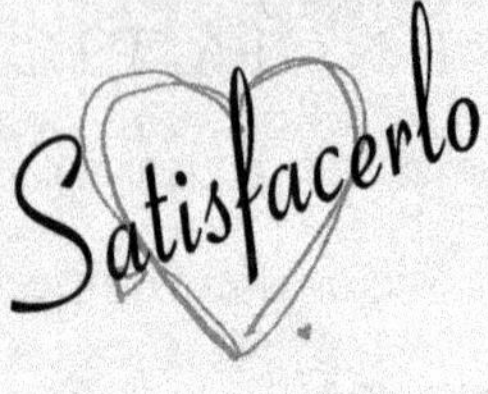

PUNTUACIÓN 9

Lo que más me gusta

Con demasiada frecuencia, las parejas se basan en conjeturas para determinar qué le gusta al otro. A pesar de que explorar el cuerpo de la otra persona está muy bien, con algunas direcciones se puede avanzar un buen trecho. Este juego te enseña lo que más excita a tu pareja y a divertirte mientras intentas descubrir qué es...

PARA JUGAR

El hombre empieza tirando el dado para elegir una de las siguientes opciones:

1 = técnica de felación
2 = técnica de
3 = prenda sexi para que lleve tu pareja
4 = postura sexual
5 = fantasía estimulación manual
6 = parte del cuerpo para estimular (a excepción del pene)

Después, él anota lo que más le gusta en la categoría seleccionada: por ejemplo, hacer el amor contigo encima.

Tú, a continuación, debes adivinar qué ha elegido, ya sea preguntando o demostrando lo que crees que será su respuesta. Él dice «caliente» o «frío» para indicar lo cerca que estás de la opción que ha escrito.

Tu pareja debería ser lo más específico posible cuando anote sus opciones: cuanto más detalles dé, más largo será el juego y más os divertiréis. También implica que aprenderás más sobre lo que realmente enciende a tu chico.

BENEFICIOS DEL JUEGO

Si el hombre detalla las cosas con las que más disfruta en el dormitorio, aprenderás cuál es la mejor manera de satisfacerlo cuando tengáis relaciones. Y al practicar un juego en lugar de tener simplemente una conversación, es menos agresivo y más fácil para los dos.

VARIACIONES DEL JUEGO

En lugar de utilizar el dado para elegir una de las opciones, empieza con una «carta abierta»: no tienes ni idea de qué tipo de actividad ha escrito tu pareja y debes repasar tu repertorio sexual para ver qué es lo que más le gusta a tu pareja. Aviso: puede llevarte tiempo…

SUGERENCIA PICANTE

Mucha gente cae en el error de pensar que su pareja disfrutará con cierta actividad únicamente porque su anterior pareja disfrutaba. Cada uno es diferente, por lo que no te sorprendas si un golpe certero con una pareja es un completo fracaso con otra.

Si has conocido recientemente a tu pareja, invierte tiempo en los primeros días de la relación en descubrir su cuerpo y en lo que le excita. Es mucho más fácil hablarlo al principio de conoceros, antes de que alguno de los dos haya empezado con su repertorio de movimientos sexuales, ya que es menos crítico; no se trata de lo que tu pareja ha hecho mal en el pasado, sino de cómo respondes mejor.

No tengas miedo si lleváis un tiempo juntos y aún no habéis hablado de estos temas: ahora es vuestra oportunidad. Y, con diferencia, la mejor manera de compartir aquello con lo que más disfrutas es mostrarlo. Para empezar, masturbaos enfrente del otro. A medida que avanzas, coloca la mano de tu pareja sobre la tuya para mostrarle el nivel de presión y velocidad que estás utilizando para llegar al orgasmo. A la mujer le resultará más fácil sujetar la mano de su pareja por la muñeca y guiarlo, tomando el control del nivel de presión que aplica, mientras que al hombre le resultará más fácil colocar su mano sobre la de su pareja y moverla del mismo modo en que movería la suya.

No tenéis que sentir vergüenza por compartir lo que os gusta o por masturbaros enfrente del otro: después de todo, si conocéis a la otra persona lo suficiente como para practicar sexo, la conocéis lo suficiente como para explicarle lo que más os gusta.

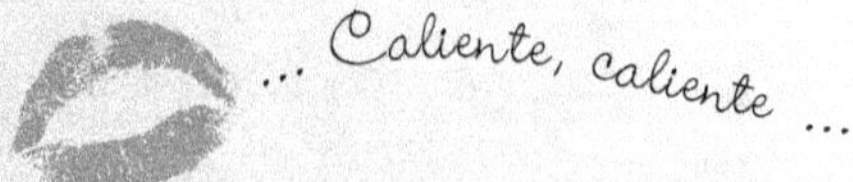

PUNTUACIÓN 10

Tienes ritmo

En la variedad está el gusto, o eso dice el refrán. Sin embargo, es sorprendente cómo la mayoría de la gente no se preocupa en variar el ritmo mientras lleva a cabo actos sexuales; en su lugar, utiliza la misma velocidad con todas las parejas. Este juego te ayudará a encontrar lo rápido o lento que realmente quiere tu pareja que vayas.

PARA JUGAR

Elige seis canciones que te gusten y que sean fácilmente accesibles. Cada una debería tener un tempo diferente: por ejemplo, una balada romántica, una canción de baile rápida, una pieza clásica, y otras que te gusten.

Escribe los títulos de las canciones, numerándolos del 1 al 6. Ahora tira el dado para elegir una canción. Vuelve a tirar el dado para elegir uno de los siguientes actos sexuales:

1-2 = estimulación manual

3-4 = felación

5-6 = sexo con penetración

Debes hacer el acto sexual indicado y la canción elegida. Recuerda, este juego está diseñado teniendo en mente el placer del hombre, por lo que la mujer toma el control: el hombre simplemente se tumba de espaldas y disfruta. Si una canción no funciona, vuelve a tirar el dado y elige otra.

BENEFICIOS DEL JUEGO

Al variar el ritmo con el que llevas a cabo el acto sexual, puedes cambiar la sensación: el sexo rápido a menudo es más profundo, mientras que el sexo lento puede ser más sensual. Una canción romántica te dará tiempo para practicar una felación lenta, mientras que una canción para bailar será más adecuada para empujones profundos. Mucha gente suele utilizar un ritmo constante cuando hace el amor y, por tanto, se pierden los infinitos placeres proporcionados por cambiar de táctica.

VARIACIONES DEL JUEGO

Pon la radio o un canal musical, y varía el ritmo de tu acto sexual para que se adecue a cada nueva canción que suena. Si no tienes un equipo de música o televisión en el dormitorio, imagínate la canción mentalmente, o que te la cante tu pareja, ¡si estás segura de que no arruinará su concentración!

SUGERENCIA PICANTE

Cuanto más rápido te mueves durante el sexo (sea con penetración o no), más grande es la necesidad de lubricante. Después de todo, la velocidad equivale a la fricción y demasiada fricción puede ser dolorosa.

Experimenta con el modo en que aplicas lubricante, para obsequiarlo con algo especial y sensual. Viértelo sobre el pene de tu pareja desde unos centímetros por encima, para que obtenga una sensación sorprendente. O llena tu ombligo con lubricante y que tu pareja mueva hacia delante y hacia atrás su pene lentamente hasta que esté suficientemente lubricado. Este truco también funciona bien entre los pechos de la mujer. Haz del hecho de aplicar lubricante parte de la relación sexual, en lugar de que constituya una tarea necesaria pero aburrida.

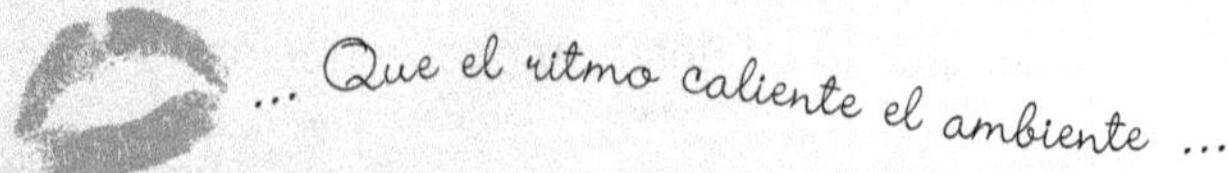

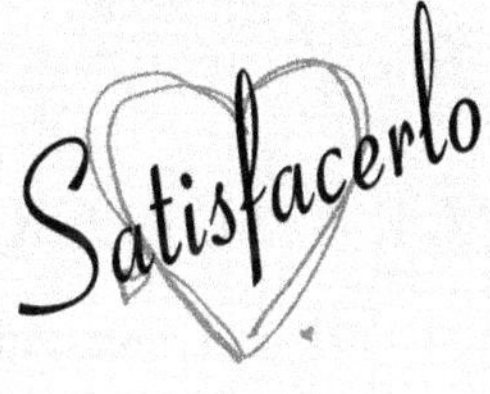

PUNTUACIÓN 11

Consejos manuales

Existen numerosas maneras de proporcionar placer a un hombre utilizando las manos; sin embargo, muchas mujeres utilizan únicamente el clásico movimiento arriba y abajo. Este juego te ayudará a explorar las diferentes técnicas, para ver cuál hace que tu chico se derrita.

PARA JUGAR

Empieza tirando el dado para elegir una de las siguientes opciones:

1 = tejido de una cesta. Esta es la técnica clásica de Lou Paget. Entrelaza los dedos y coloca las manos alrededor del tronco del pene de tu pareja, juntándolas. Baja tus manos hacia la base del tronco y gíralas. Luego, desliza tus manos hacia la punta, gíralas sobre la cabeza del pene y repite;

2 = hacer fuego. ¡No tiene nada que ver con cerillas! Coloca las manos a cada lado del pene de tu pareja y, luego, frótalo entre tus manos como si estuvieras utilizando un palo para encender fuego;

3 = la jaula. Esta es una técnica sencilla que estimulará toda su longitud. Agarra el tronco con una mano mientras con la otra acaricias la cabeza del pene, rotándola para obtener el máximo placer;

4 = los anillos. Simplemente forma dos signos de «OK» con tus manos y colócalos alrededor de la cabeza del pene de tu pareja. Muévelos hacia arriba y hacia abajo del tronco, manteniendo un movimiento y una velocidad constantes al tiempo que tu pareja se excita. Cuando tus dedos lleguen a la punta del pene, gira los anillos en direcciones opuestas para añadir más sensación;

5 = la cuerda. Utiliza las manos alternativamente para acariciar a tu pareja, como si estuvieras soltando una cuerda gruesa que no acaba. Cada vez que llegues a la punta del pene, frota tu pulgar contra el frenillo (el «tejido fibroso» debajo de la cabeza del pene), ya que muchos hombres encuentran esta zona particularmente sensible;

6 = el latido del corazón. Junta tus manos la una contra la otra, como para «tejido de una cesta». Luego «pulsa» mientras las deslizas hacia arriba y hacia abajo del pene. Esto imita el modo en que tu vagina se mueve alrededor de él.

A continuación, estimula manualmente a tu pareja utilizando la técnica sugerida por el dado. Asegúrate de tener suficiente lubricante a mano, ya que todas las técnicas son mucho más placenteras si se llevan a cabo en un pene lubricado.

BENEFICIOS DEL JUEGO

Al variar el modo en que acaricias a tu pareja, tal vez encuentres una técnica que le haga perder la cabeza de forma más efectiva que el movimiento «arriba-abajo», o, como mínimo, que le dé más placer.

VARIACIONES DEL JUEGO

Compra uno de los libros de Lou Paget y elige entre sus muchas técnicas de masturbación.

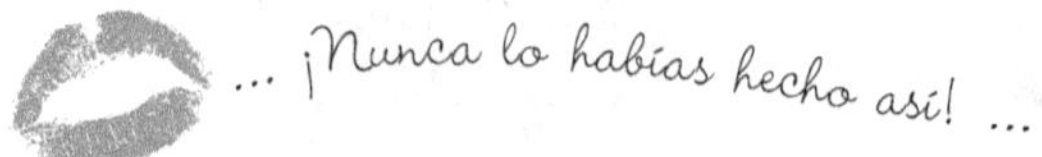

SUGERENCIA PICANTE

Dos mejor que una, o eso dice el refrán, y nunca va a ser tan verdad como en las estimulaciones manuales. Si utilizas las dos manos puedes estimular a tu pareja de más formas, es decir, acariciando la cabeza mientras estimulas el tronco. También significa que hay menos posibilidades de que te canses rápidamente, ya que puedes alternar la mano que «aguanta el peso».

Al utilizar una mano para subir hacia la cabeza del pene, mientras la otra se desliza hacia la base, puede dar una sensación interesante de «estiramiento», mientras que hacerle cosquillas en los testículos o tirar de ellos cuando están al borde del orgasmo también puede añadir un toque extra. Pregunta primero, en todo caso, ya que los testículos de algunos hombres son demasiados sensibles para que los toquen.

Durante la masturbación, puedes probar a acariciar el perineo, la zona situada entre la base del pene y su ano. Si presionas firmemente, incluso puedes estimular el punto G masculino desde el exterior: ideal si él es demasiado aprensivo como para dejarte hacer una estimulación directa de la próstata.

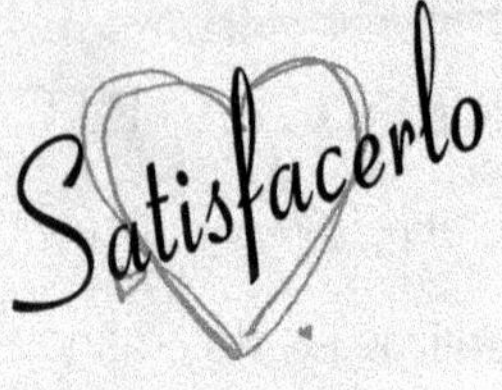

PUNTUACIÓN 12

Recogepelotas

Los testículos pueden ser increíblemente sensibles; sin embargo, es sorprendente la frecuencia con la que se ignoran durante las relaciones sexuales. Aprendiendo a acariciar los testículos de un hombre en la manera adecuada para él, añadirás una nueva dimensión a tus relaciones, y si tienes los testículos de un hombre en tus manos, ¡su corazón seguramente los seguirá!

PARA JUGAR

Empieza tirando el dado para elegir una de las siguientes opciones:

1 = bolsitas de té. Esto implica que te tumbes por debajo del hombre mientras él se arrodilla por encima de tu cara y baja el escroto hasta tu boca (del mismo modo que una bolsita de té se baja hacia la taza de agua caliente, de aquí el nombre). Chupa cada testículo, luego intenta chupar los dos a la vez, si puedes hacerlo sin arañarle con los dientes. Lámele mientras le chupas los testículos; y, para una sensación doble, acaricia el tronco del pene también.

2 = coger manzanas con la boca. Tiéndete debajo de tu pareja mientras que él se arrodilla a horcajadas sobre tu cara, pero en lugar de dejar que él tome el control y baje los testículos hasta tu boca, empieza lamiendo la parte inferior de los testículos, después, gradualmente, mueve tu cuello hacia arriba

para que puedas introducirte cada testículo en la boca, por turnos. Chupar la piel entre los testículos también le proporciona placer.

3 = bolas chinas. Toma suavemente con tu mano su escroto y haz rodar sus testículos en tu palma. NO estrujes a no ser que te lo pida: los testículos se magullan con facilidad.

4 = soplo de aire fresco. Significa que simplemente tienes que soplar sobre sus testículos; acércate para que sienta el calor de tu aliento.

5 = tira y provoca. Ahueca la mano y coge los testículos mientras le acaricias el tronco y, cuando esté a punto de alcanzar el orgasmo, estira suavemente.

6 = cosquillas. Simplemente hazle cosquillas suavemente en los testículos. Puedes añadir una sensación interesante si presionas la base de tu mano contra el perineo de tu pareja (la zona entre la base del pene y el ano) con una mano mientras con la otra le haces cosquillas en los testículos.

Proporciónale placer a tu pareja como indica el dado. Si te apetece probar otra técnica, vuelve a tirar el dado.

BENEFICIOS DEL JUEGO

A menudo, durante los juegos preliminares y en el sexo se ignoran los testículos; sin embargo, estimularlos puede marcar la diferencia en tus relaciones sexuales. También ayuda a construir un vínculo entre los dos: al fin y al cabo, está demostrando una confianza inmensa en ti al dejarte agarrar sus testículos.

VARIACIONES DEL JUEGO

Cómprate un manual de sexo con más técnicas para jugar con los testículos y elabora tu propia lista de opciones. No pienses sólo en hacerlo con las manos y la boca: considera acariciarlos con un pañuelo de seda, una pluma o piel sintética.

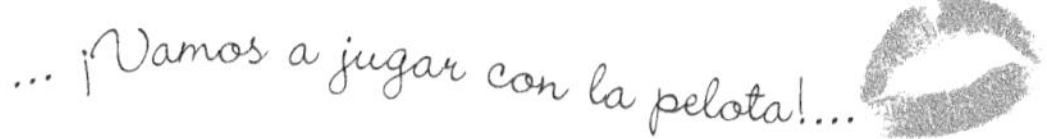

SUGERENCIA PICANTE

No estimules sólo los testículos durante los juegos preliminares. Mueve tu mano entre tus piernas hacia abajo durante el coito para acariciarle los testículos a tu pareja mientras hacéis el amor. Combínalo con presionar la base de la mano contra su perineo y probablemente ¡llegará al orgasmo mucho más rápido de lo habitual!

También puedes utilizar un vibrador para acariciar los testículos durante el coito (u otro acto). A lo mejor, son demasiadas cosquillas para empezar, por lo que no pongas el vibrador a la máxima revolución desde el principio: empieza lentamente y ve aumentando.

Tirar de los testículos cuando está a punto de alcanzar el orgasmo les sirve a muchos hombres para aumentar las sensaciones. Es más fácil hacerlo en la postura del misionero, o llegar a ellos entre tus piernas durante la postura del perrito. Ten cuidado de no presionar demasiado fuerte, ya que no es el momento de empezar a experimentar con el umbral de dolor/placer de un hombre.

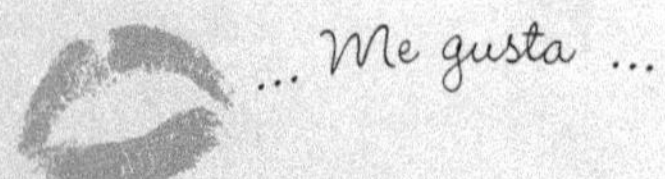

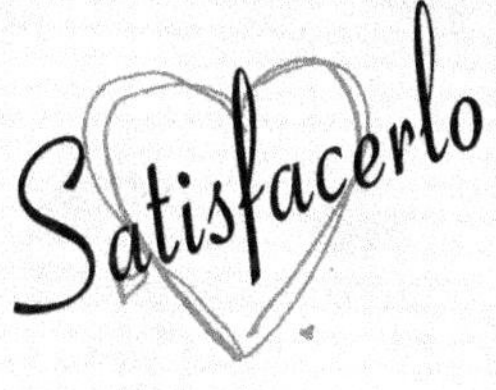

PUNTUACIÓN 13

Dulce sorpresa

Cuanto más duren los juegos preliminares, más intenso será el orgasmo del hombre. Este juego lo llevará a los límites de su resistencia; sin embargo, el resultado final definitivamente merecerá la pena. De todas formas, ¿cuánto se va a quejar de que lo acaricien por todo su cuerpo?

PARA JUGAR

Tal vez parezca que la tienda de dulces es un sitio extraño donde buscar una mejora de tu vida sexual, pero te sorprenderías de la diversión que pueden ofrecer las chucherías a los adultos. Empieza tirando un dado para establecer con qué dulce vais a jugar.

1 Fresquito. La efervescencia hace del sexo oral algo muy especial; pero ten cuidado dónde pones el polvo…

2 Pica-pica. Imagina la sensación de efervescencia sobre tus partes más sensibles, o incluso compartir un beso.

3 Espiral de regaliz. Para ataros y luego coméroslo.

4 Barrita Mars. Con el número de historias sobre ellas, ¡los juegos sexuales con una barrita Mars han de probarse como mínimo una vez!

5 Una chocolatina de caramelo. Igual que la barrita Mars, pero más pequeña, dejando más opciones abiertas.

6 Un paquete de caramelos de menta extra fuerte. Hace que tus partes se estremezcan al igual que te proporcionan un aliento a menta fresca.

Cuando hayas elegido el dulce, empieza la diversión. Tienes que esperar fuera del dormitorio, o cerrar los ojos, mientras tu chico se esconde el dulce en algún lugar del cuerpo, puede meterlo dentro de una prenda de ropa, o puede decidir esconderlo en algún lugar más picante...

A continuación, tira los tres dados y suma las puntuaciones para obtener la puntuación final. Luego, sigue las instrucciones que vienen a continuación. La misión de la mujer, de todas formas, es encontrar el dulce.

3-6 Mujer. Busca el dulce escondido, pero sin utilizar las manos; puedes utilizar los labios, la lengua, los codos e incluso los pies para registrar cada centímetro del cuerpo de tu pareja. Aunque puede resultar tentador para el hombre tenderse simplemente y disfrutar de la sensación, este juego ofrece una gran oportunidad para la comunicación. Si tocas a tu chico de una forma que a él le gusta particularmente, debe decírtelo. De este modo, se puede incorporar a vuestros juegos sexuales de forma habitual.

7-12 Hombre. Utiliza pintura corporal de chocolate o miel vertida sobre tu cuerpo para indicar a tu pareja el lugar donde has escondido el dulce. Sin embargo, ella deberá lamer cada trozo antes de recoger la recompensa.

13-18 Mujer. Véndale los ojos a tu chico, luego sopla sobre todo su cuerpo. Él debería decir «caliente» o «frío» a medida que te acercas o te alejas del dulce. Cada vez que diga «caliente», puedes ir subiendo de tono: empieza utilizando la lengua y los labios para buscar, o arrastra tus dedos suavemente sobre su cuerpo. La venda intensificará la sensación del hombre.

BENEFICIOS DEL JUEGO

El hombre consigue que le estimulen todo el cuerpo y la mujer aprende cuáles son sus zonas erógenas.

VARIACIONES DEL JUEGO

Sáltate el primer paso y utiliza dulces que tengas en casa, pero ten en cuenta que el chocolate es pegajoso; utiliza en su lugar caramelos si te preocupan las sábanas. Aunque, vamos, el sexo también consiste en quedaros pegados…

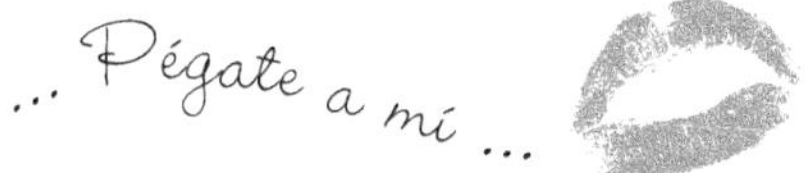

SUGERENCIA PICANTE

Jugar con comida puede ser divertido, pero asegúrate de que después te lavas bien: el azúcar puede estimular el afta en las mujeres, lo que seguramente no contribuirá a un ambiente sensual.

Sin embargo, no desaparezcas hacia el baño cuando hayas acabado de jugar. Piensa en probar algún juego de roles clásico: la enfermera traviesa y el paciente. Administra un baño en la cama, con agua templada y jabonosa, prestando especial atención a los genitales, por supuesto. Utiliza una toallita y una esponja para alternar sensaciones y estruja la esponja para que el agua corra eróticamente sobre el pene y el perineo del hombre. No te olvides de colocar toallas debajo antes del juego para evitar manchas húmedas en la cama.

Si quieres que la situación sea realmente picante, puedes incluso añadir un uniforme de enfermera: lo puedes comprar en un sex-shop o hacerlo tú misma con un vestido blanco a conjunto con un botiquín de juguete de primeros auxilios.

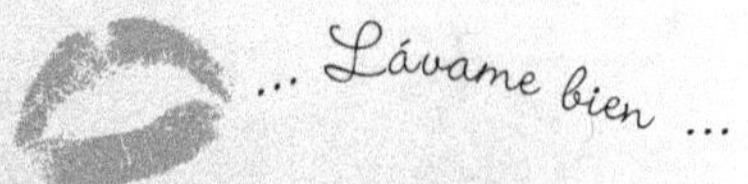

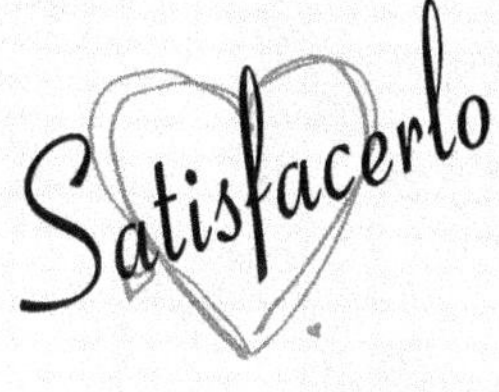

PUNTUACIÓN 14

Cartas de striptease

Se trata de un juego clásico, pero con una variación.

Si el hombre pierde una mano tiene que quitarse la ropa, pero (en lugar de quitársela toda también) la mujer deberá pagar una multa.

Es un juego que puede llegar a ser muy erótico…

PARA JUGAR

Utiliza una baraja de cartas estándar y reparte dos cartas a cada uno. Suma la puntos de las dos cartas (un as puede equivaler a 1 o a 11, y las cartas con figuras valen 10). El objetivo del juego es obtener 21. Por turnos, decidid si queréis añadir otra carta (pedir cartas) o quedaros con las que tenéis (plantarse). Quien obtenga una puntuación más cercana a 21 sin pasarse, cuando ambos os plantéis, gana la mano.

Si el hombre pierde la mano, se tiene que quitar una prenda. Si la mujer pierde una mano, también se tiene que quitar una prenda y pagar una multa sexual a elección del hombre... Ninguna de las multas puede superar los 2 minutos (poned un despertador para aseguraros de que os ceñís al tiempo permitido, ya que prolonga la estimulación).

El juego continúa hasta que hayáis utilizado todas las cartas de la baraja, o hasta que alguno de los dos ya no pueda resistirse a llevar las cosas más lejos.

BENEFICIOS DEL JUEGO

Este juego hace que los preliminares duren una eternidad: debido a la naturaleza parar/empezar de la estimulación, mantendrá al hombre al borde, luego bajará otra vez. Esto intensificará enormemente su orgasmo final.

El juego también te enseña lo que quiere exactamente tu chico, y lo pícaro que es cuando tiene que elegir multas…

VARIACIONES DEL JUEGO

Puedes añadir un elemento de desnudo y multas a cualquier juego de cartas. Elige tu juego favorito. O si lo tuyo no son las cartas (o no tienes una baraja a mano), prueba con otros juegos rápidos, como Tres en raya.

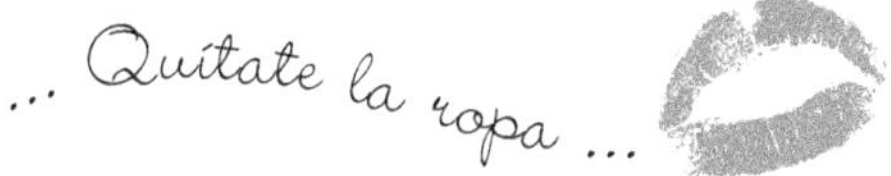

SUGERENCIA PICANTE

Si te decantas por las apuestas, por qué no te das el gusto con un papel de James Bond / chica Bond. Puede resultar excitante para los dos, ya que aprovecha el deseo primario de un hombre de ser dominante y el de una mujer de ser «dominada».

Prepara la escena si puedes: luces tenues, velas, incienso y, en general, convierte tu dormitorio en una habitación de seducción a lo James Bond. Vístete para jugar una partida de cartas. El hombre podría llevar un esmoquin (las corbatas de verdad son mucho más sexi que las ya anudadas) y beber Martini. La mujer podría llevar un biquini glamuroso y adoptar un nombre sugerente como «Ivana Man».

Meteos en el papel para satisfacer completamente la fantasía. Tal vez la mujer es el agente secreto que tiene que buscar en el cuerpo de James Bond un equipamiento de espía escondido. O tal vez, él la domina y la ata para poder escapar, pero no antes de aprovecharse completamente de su posición vulnerable. ¡Los juguetes sexuales pueden utilizarse como los últimos artilugios del MI5!

Tal vez os sintáis tontos al principio, pero dejad que vuele vuestra imaginación.

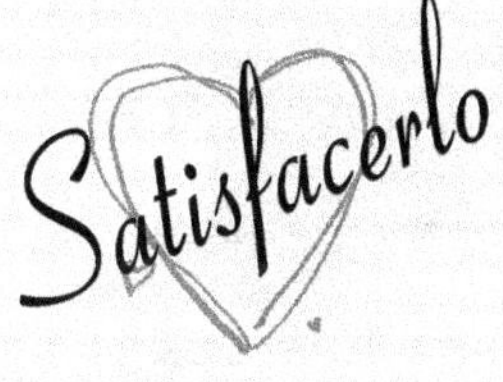

PUNTUACIÓN 15

Pintura corporal

¿Crees que sabes dónde le gusta exactamente a tu chico que le toquen?

¿Estás preparada para ponerlo a prueba?

Este juego te ayudará a ver lo bien que conoces a tu pareja.

Y él disfrutará de la erótica sensación de que un pincel le haga cosquillas en sus partes más sensibles…

PARA JUGAR

Para este juego, bastante sorprendente, necesitarás pinturas corporales. Puedes conseguir pintura especialmente diseñada para pintar el cuerpo o utilizar las pinturas para la cara infantiles. Es preferible lo primero, ya que se aplica con un pincel, que es mucho más sensual que un lápiz.

Tu chico empieza haciendo un dibujo de su cuerpo sin que tú lo veas. Luego escribe en cada parte del cuerpo el acto que más le gusta que le hagan allí: por ejemplo, puede escribir «chupar» al lado del pene, o «masaje» al lado de los hombros.

Cuando tu pareja ha terminado de escribir en su dibujo, lo introduce en un sobre, y luego se desnuda (comprueba que la habitación esté caldeada, ya que estará desnudo un rato y no quieres que se le ponga la piel de gallina). A continuación, empiezas a dibujar sobre su cuerpo. Pero en lugar de hacer dibujos sobre él, pintas palabras que especifiquen lo que tú crees que a él más le gusta que le hagan en esa parte del cuerpo: por ejemplo, puedes escribir la palabra «mordisquear» sobre sus muslos, o «besar» sobre sus labios.

Cuando hayas acabado tu obra maestra, tu chico abre el sobre y tú comparas tus respuestas con las suyas. Obtienes un punto por cada acierto, para canjear por favores sexuales.

BENEFICIOS DEL JUEGO

Este juego no sólo te ayuda a aprender lo que más quiere tu pareja que le hagan en su cuerpo, sino que también la sensación del pincel o los dibujos le proporcionarán un estremecimiento sensual.

VARIACIONES DEL JUEGO

Si no tienes pinturas corporales, puedes utilizar el pintalabios o el lápiz de ojos para pintar el cuerpo de tu pareja.

SUGERENCIA PICANTE

Los pinceles no resultan únicamente útiles para este juego, un juego de pinceles limpios y secos de una tienda de bricolaje valen como ayuda sexual frívola y barata. Compra los más blandos que puedas (a no ser que te guste el dolor) y utilízalos para acariciar sensualmente el cuerpo de tu pareja. Combínalo con un juego de pinceles de maquillaje para caricias más precisas y suaves.

Los rodillos para pintar también se pueden utilizar de modo erótico. Haz que tu pareja se tumbe, desnudo, sobre una toalla como si le fueras a dar un masaje. Móntate a horcajadas sobre él y sube y baja el rodillo por su espalda: es una alternativa barata a los rodillos de masaje. Los rodillos para pintar duros y de plástico se pueden utilizar para trabajar la tensión muscular, mientras que los rodillos de espuma se pueden empapar con aceite para masaje para recubrir a tu pareja con aceite. Sea cual sea el tipo que utilices, evita presionar sobre la columna, ya que es peligroso.

Cuando tu pareja esté relajada, pídele que se dé la vuelta, y sube con el rodillo por sus piernas y por el interior de los muslos. Con un pincel de maquillaje en la otra mano (un pincel para pintar los ojos es ideal) estimula sus genitales: pásalo sobre el clítoris o los labios de la mujer, o arrástralo sobre la vena que recorre el pene del hombre.

La brocha de colorete se puede utilizar para empolvar a tu amante con polvo corporal dulce, que, después, podrás lamer. En las tiendas encontrarás varios sabores, pero si no tienes ninguna cerca, los polvos pica-pica o incluso el azúcar glas constituyen una práctica alternativa.

Cuando hayas empolvado el cuerpo de tu pareja, ella se morirá por frotar su cuerpo al tuyo.

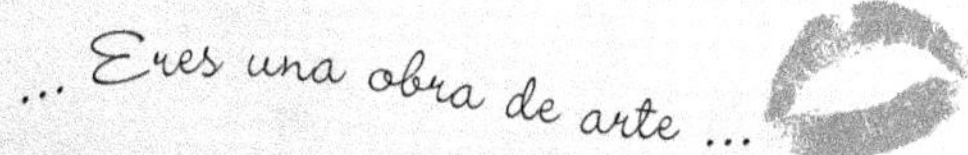

Satisfacerlo

PUNTUACIÓN 16

El juego de la memoria

¿Recuerdas el juego en el que colocas objetos sobre una bandeja, le pides a alguien que los memorice, y luego quitas uno para ver si son capaces de recordar cuál has quitado? Este juego le añade un toque erótico, y puedes dar por seguro que la memoria de tu pareja mejorará cuando vea lo que haces con los objetos…

PARA JUGAR

Empieza colocando sobre una bandeja al menos diez objetos eróticos. No tienen que estar diseñados de forma obvia para el sexo: puedes incluir cosas como una jarra de miel para verterla sobre los genitales de tu pareja, o un pañuelo de seda para recorrer sensualmente su cuerpo. Otros objetos podrían incluir un juguete sexual, un par de esposas o una corbata para diversión bondage, una pluma, un tubo de lubricante, un condón, un libro o un vídeo erótico; cualquier cosa que podáis utilizar en vuestro juego sexual.

A continuación, dale un minuto a tu pareja para que memorice todos los objetos de la bandeja. Pídele que se dé la vuelta o que cierre los ojos cuando acabe el minuto, luego quita uno de los objetos y apártalo de su vista. Ahora, él debe adivinar qué objeto falta. Si lo acierta, gana un favor sexual de su elección. Pero si pierde, las cosas se ponen muy interesantes…

Vuelve a colocar el objeto sobre la bandeja, y hazle una demostración con exactitud de cómo se puede utilizar cada objeto en vuestros juegos sexuales: por ejemplo, pasa la pluma sobre sus testículos, déjale probar brevemente una estimulación manual con el lubricante o ponle el condón con la boca. Hazlo con los diez objetos, ofreciéndole sólo una parte de todo lo que puede disfrutar con ellos. Una vez que le has demostrado los diez objetos, y él está desesperado con la expectativa, dile que vuelva a cerrar los ojos y quita uno de los elementos. Después de haberle enseñado exactamente lo que puedes hacer con cada objeto, ten por seguro que le resultará mucho más fácil recordarlo. Y se mostrará muy ansioso por ganar su favor sexual…

BENEFICIOS DEL JUEGO

No sólo experimentas con muchos accesorios divertidos, este juego también le permite a tu pareja formarse asociaciones mentales excitantes con todos los objetos de la bandeja: ¡sonreirá cada vez que se ponga la corbata por la mañana!

VARIACIONES DEL JUEGO

Para hacer que el juego sea más fácil o más difícil, varía el número de objetos que utilizas, o la cantidad de tiempo que le das a tu pareja para que los memorice.

O anota diferentes actos sexuales en un papel y haz que los memorice, y haz una demostración, si es necesario. También podrías hacer que pagara una multa sexual si no puede adivinar el objeto antes de refrescarle la memoria.

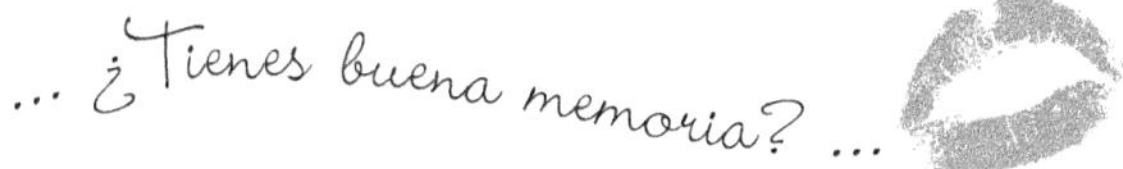

SUGERENCIA PICANTE

Cuando empieces a pensar en las cosas en clave erótica, te resultará sorprendente cuántos usos alternativos encontrarás para los objetos de la casa.

Una pinza para tender puede funcionar, si te gusta, como pinzas para pezones (pero utiliza las de plástico en vez de las de madera si no te gusta el dolor, ya que están menos apretadas). Se pueden utilizar las burbujas de baño y el agua para dar un masaje tailandés, en el que la mujer se tiende sobre el hombre, desnuda, y se frota contra él dejando que la espuma se deslice eróticamente entre los dos.

Se puede utilizar una vela como sustituto de un consolador (pero asegúrate de que es blanca y no de colores, ya que puede desteñir).

Utiliza el sentido común: pon un condón sobre cualquier cosa que insertes en la vagina o el ano para protegerte de gérmenes, y nunca insertes algo que no sea fácil de sacar. La regla de oro es: si dudas, no lo hagas.

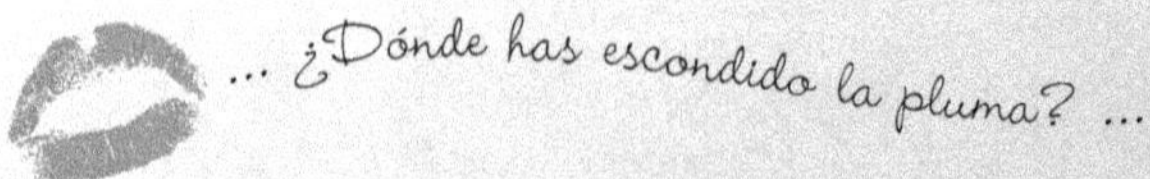

PUNTUACIÓN 17

Sólo postres

¡Este juego les va a encantar a las chicas adictas al chocolate! La comida puede ser un complemento sensual en el sexo. Cubriendo a tu chico con tus dulces favoritos y comiéndotelos después, aprenderás dónde le gusta que le laman y, a la vez, disfrutarás de tus postres…

PARA JUGAR

Este juego necesita un poco de planificación pero merece la pena. Empieza por comprar tus caprichos dulces favoritos: helado, nata montada.

Luego, coloca una sábana de plástico o una bolsa de basura grande cortada por la mitad sobre el suelo. Haz que tu pareja se tumbe sobre ella y crea el postre de tus sueños sobre su torso desnudo. Tómatelo como un juego preliminar: derrama lentamente salsa de chocolate sobre sus muslos, y vierte nata montada sobre su pene mientras lo sujetas y lo acaricias, o pon bolitas de chocolate, fresas o cerezas sobre sus pezones, moviéndolos alrededor de ellos igual que lo haces cuando lo estimulas. Prueba a pelar una uva y subirla por su tronco antes de dibujar un círculo con ella alrededor de la cabeza del pene.

Cuando tu pareja esté cubierta como es debido con tus postres favoritos, lame, chupa y mordisquea. Seguramente ambos acabéis pringosos, pero esta es sólo la mitad de la diversión del juego. Y si estás muy pegajosa, tu chico siempre puede limpiarte con la lengua.

BENEFICIOS DEL JUEGO

Él disfruta de muchos juegos preliminares mientras tú disfrutas de tus postres favoritos, aunque nada te impide darle de comer a él mientras lo decoras o que coja la comida de tus labios mientras tú la coges de su cuerpo.

VARIACIONES DEL JUEGO

Haz que tu pareja se tumbe en la bañera en lugar de hacerlo sobre una sábana de plástico mientras lo decoras, luego métete y empieza a comer, antes de llenar la bañera y limpiaros el uno al otro.

Y si no te gusta el dulce, utiliza comida salada como queso de untar, olivas y pepinillos en su lugar. Evita cosas picantes, ya que pueden causar irritación.

SUGERENCIA PICANTE

Este juego te da la oportunidad de explorar el cuerpo de tu pareja con los labios y la lengua; por lo que presta atención al modo en que responde a cada mordisqueo, lametón y mordisco y aprenderás nuevas técnicas que se pueden incorporar a tus relaciones sexuales habituales. Las formas de proporcionar placer a un hombre con los labios y lengua incluyen:

Chupar los pies. Introdúcete uno o más dedos del pie en la boca y chúpalos, varía la succión de suave a fuerte. Los reflexólogos creen que cada parte del pie corresponde a una parte diferente del cuerpo. El dedo grande está relacionado con la cabeza, mientras que los genitales están representados aproximadamente a la mitad de la planta. Si tu chico tiene muchas cosquillas en los pies, utiliza presiones firmes con los dedos para insensibilizarlo, luego pasa a lamerlo.

Mordisqueo en los pezones. Los pezones de los hombres pueden ser tan sensibles como los de las mujeres pero, a menudo, se olvidan. Mueve la lengua dibujando una espiral alrededor del pezón y mordisquéalo suavemente con los dientes o chúpalo entre los labios. Estimula el otro pezón con los dedos al mismo tiempo.

Anilingus. No apto para tímidas; sin embargo, algunas parejas disfrutan con el anilingus (lamer el ano). Si quieres probarlo, asegúrate de que utilizas un protector dental —o un condón cortado por la mitad— sobre el ano, ya que no querrás coger ninguna infección desagradable. Y no permitas que caiga aceite o helado (si juegas a este juego) cerca del protector, ya que podría romperse.

Mete-saca en la oreja. Meter y sacar la lengua ligeramente dentro y alrededor de la oreja del hombre puede ser intensamente placentero, en concreto si lo combinas con susurros de cosas obscenas.

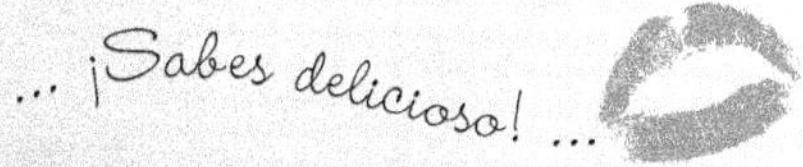

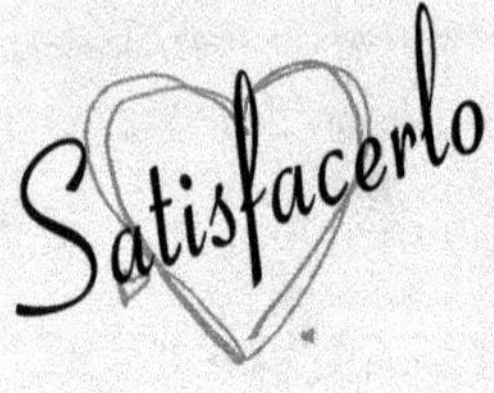

PUNTUACIÓN 18

Dado o atrevimiento

Los hombres a menudo se sienten incómodos al expresar sus deseos sexuales, por si parecen muy exigentes o por miedo a ser políticamente incorrectos. Este juego ayuda a los hombres a abrirse y compartir sus pensamientos más obscenos. También podrías descubrir un lado descarado de tu pareja que no supieras que existía…

PARA JUGAR

Empieza tirando un dado para elegir una de las siguientes opciones. Léesela a tu chico.

1 = Vamos a practicar sexo de pie, mientras tú aguantas mi peso y yo te rodeo con mis piernas.

2 = Túmbate mientras yo lamo tu pene y acaricio tu perineo.

3 = Ponte de pie mientras yo me arrodillo frente a ti y te acaricio el pene.

4 = Deja que te frote la próstata hasta que alcances el clímax.

5 = Siéntate mientras yo me arrodillo a horcajadas sobre ti y te muerdo los pezones.

6 = Deja que te chupe y te lama los testículos.

Tu pareja tiene una opción: puede aceptar la opción dada, o si no, decantarse por un atrevimiento, elegido por ti.

BENEFICIOS DEL JUEGO

Este juego ayuda a construir la confianza, ya que si tu pareja opta por un atrevimiento en lugar de la opción ofrecida por el dado, se estará poniendo en tus manos. También te ayuda a ir más allá del «terreno conocido» en el sexo habitual: os ayudará a evitar cerraros en vuestros hábitos y aburriros.

VARIACIONES DEL JUEGO

Haz tu propia lista de opciones de entre las que elegir con el dado. Asegúrate de que incluyes cosas que sabes que lo colocarán en una situación límite, para que él deba tomar una decisión entre correr el riesgo de un atrevimiento o simplemente quedarse con la opción fácil.

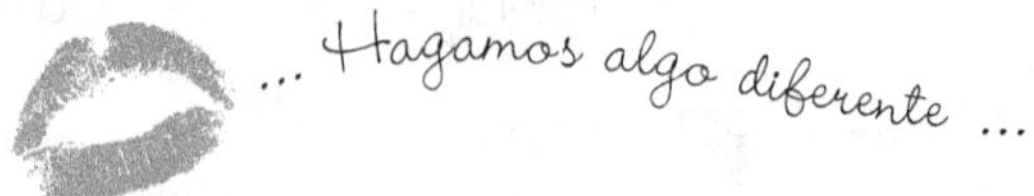

SUGERENCIA PICANTE

Aunque los hombres se suelen mostrar muy entusiastas sobre tener sexo anal cuando es la mujer la «receptora», muchos tienden a ponerse nerviosos si les estimulan su propio ano.

De hecho, los hombres están diseñados para obtener mucho más placer de la estimulación anal que las mujeres, ya que tienen la próstata (o punto G masculino) justo unos centímetros dentro del ano en la pared de enfrente. Cuando se frota de la forma adecuada, puede intensificar enormemente el orgasmo del hombre.

Si decides probarlo, empieza tomando un baño juntos. No sólo te asegurarás de que todo esté limpio, lo que os ayudará a ambos a sentiros más cómodos, también le ayudará a relajar los músculos, haciendo así mucho más fácil que le penetres.

Empieza lentamente: extiende mucho lubricante sobre su ano y tus dedos, luego recorre con el dedo el borde exterior del ano hasta que notes que empieza a relajarse. A medida que se relaja, introduce la punta del dedo. No lo fuerces: el ano se abrirá de forma natural a medida que se relaja. Asegúrate de que el dedo que introduces en el ano está limpio y tiene la uña corta: lo mejor es utilizar guantes de látex o un condón sobre el juguete o tus dedos, para prevenir cualquier infección.

A medida que introduces el dedo, palpa buscando una protuberancia con forma de nuez. Cada uno es diferente, por lo que tal vez no lo encuentres inmediatamente. Si el hombre en algún momento dice que le duele, para y retira el dedo lentamente. O si empieza a tensarse un poco, añade más lubricante y mantén el dedo quieto hasta que el ano se vuelva a relajar. Tómate tu tiempo, acaricia su pene mientras buscas y acabarás dándole la sensación de su vida.

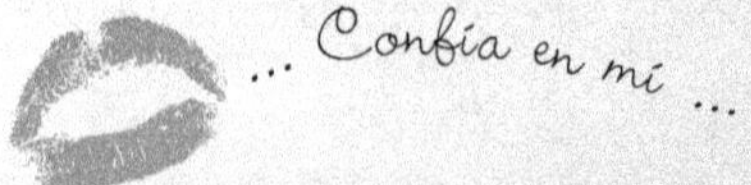

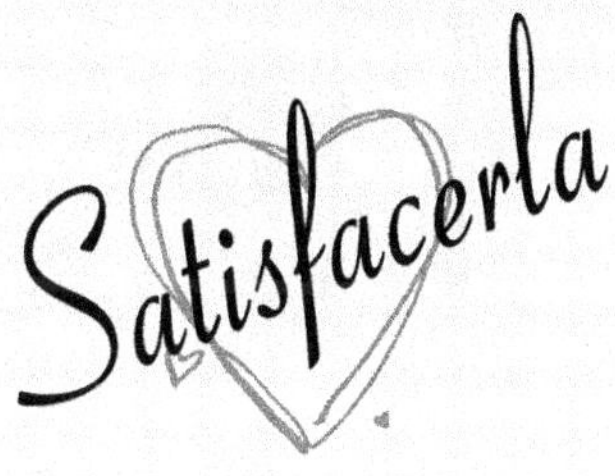

Satisfacerla

Las mujeres suelen necesitar más juegos preliminares
que los hombres para alcanzar el orgasmo,
y por qué no, al fin y al cabo, es divertido.
Estos juegos eróticos te ayudarán a proporcionar suficiente satisfacción.
Desde sexo oral a dar ese toque mágico,
y aún más, practicando estos juegos ten por seguro
que ella te rogará más.

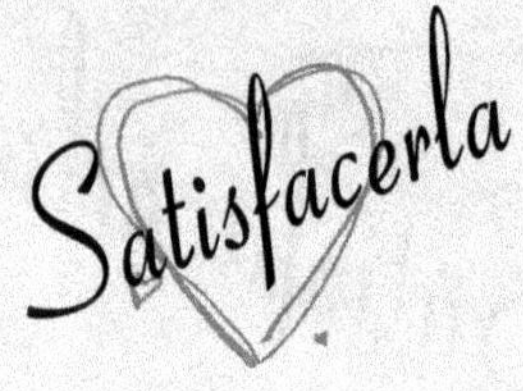

PUNTUACIÓN 3

¡Búscame, cariño!

Las chicas están hechas de azúcar y son todo dulzura, o eso dice el poema. Este juego te demuestra cuánta verdad hay en ello, al combinar tus caprichos dulces favoritos con tu chica favorita, y luego comértelos directamente de ella. ¿Conoces otro modo más dulce de pasar una noche?

PARA JUGAR

Tal vez parezca que la tienda de dulces es un sitio extraño donde ir para mejorar tu vida sexual, pero te sorprenderías de la diversión que pueden ofrecer las chucherías a los adultos. Empieza tirando un dado para establecer con qué dulce vais a jugar.

1 Fresquito. La efervescencia hace del sexo oral algo muy especial; pero ten cuidado dónde pones el polvo...

2 Pica-pica. Imagina la sensación de efervescencia sobre tus partes más sensibles, o incluso compartir un beso.

3 Espiral de regaliz. Para ataros y luego coméroslo.

4 Barrita Mars. Con el número de historias sobre ellas, ¡los juegos sexuales con una barrita Mars han de probarse como mínimo una vez!

5 Una chocolatina de caramelo. Igual que la barrita Mars, pero más pequeña, dejando más opciones abiertas.

6 Un paquete de caramelos de menta extra fuerte. Hace que tus partes se estremezcan a la vez que te proporcionan un aliento a menta fresca.

Cuando hayas elegido el dulce, empieza la diversión. Tienes que esperar fuera del dormitorio, o cerrar los ojos, mientras tu pareja se esconde el dulce en algún lugar del cuerpo; puede meterlo dentro de una prenda de ropa o puede decidir esconderlo en algún lugar más picante…

A continuación, tira los tres dados y suma las puntuaciones para obtener la puntuación final. Luego sigue las instrucciones que vienen a continuación. Tu misión, de todas formas, es encontrar el dulce.

3-6 Hombre. Busca el dulce escondido, pero sin utilizar las manos; puedes utilizar los labios, la lengua, los codos e incluso los pies para registrar cada centímetro del cuerpo de tu pareja. Aunque puede resultar tentador para ella tenderse simplemente y disfrutar de la sensación, este juego ofrece una gran oportunidad para la comunicación. Si tocas a tu chica de una forma que a ella le guste particularmente, debe decírtelo. De este modo, se puede incorporar a vuestros juegos sexuales habituales.

7-12 Mujer. Utiliza pintura corporal de chocolate o miel vertida sobre tu cuerpo para indicar a tu pareja el lugar donde has escondido el dulce. Sin embargo, él deberá lamer cada trozo antes de recoger la recompensa.

13-18 Hombre. Véndale los ojos a tu pareja, luego sopla sobre todo su cuerpo. Ella debería decir «caliente» o «frío» a medida que te acercas o te alejas del dulce. Cada vez que diga «caliente», puedes ir subiendo de tono: empieza utilizando la lengua y los labios para buscar, o arrastra tus dedos suavemente sobre su cuerpo. La venda intensificará la sensación de la mujer.

BENEFICIOS DEL JUEGO

Tu pareja consigue que le estimulen todo el cuerpo y el hombre aprende sus zonas erógenas.

VARIACIONES DEL JUEGO

Sáltate el primer paso y utiliza dulces que tengas en casa, pero ten en cuenta que el chocolate es pegajoso; utiliza en su lugar caramelos si te preocupan las sábanas. Aunque, vamos, el sexo también consiste en quedaros pegados...

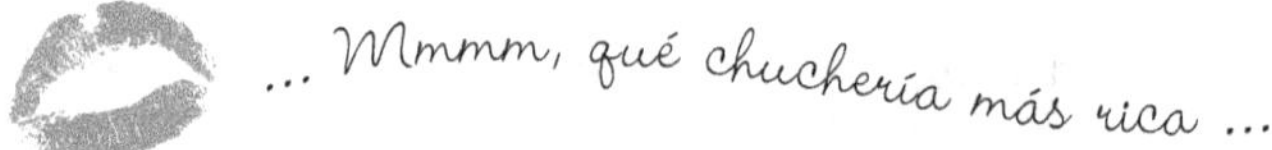

SUGERENCIA PICANTE

Después de que os habéis pringado juntos, ¿qué podría ser mejor que una ducha sensual? Compra gel de ducha sensualmente aromatizado: el sándalo y el ylang ylang son fantásticos para estimular la libido (¡como si lo necesitaseis después de todo el mordisqueo!).

Enjabonaos mutuamente y empezad a caldear el ambiente mientras os limpiáis. Un masaje en el cuero cabelludo supone un regalo erótico, por lo que lávale el pelo a tu pareja y deja que las yemas de los dedos acaricien su cabeza. Luego arrastra los dedos por su cuello y su espalda, masajéale los hombros. Mientras bajas, asegúrate de que cubres cada centímetro de su cuerpo: después de todo, no quieres dejarte ni una gota de chocolate en ningún sitio...

Secaos mutuamente con toallas cálidas y esponjosas, luego cambiaos en privado. Dale a tu pareja una sorpresa final: dirígete el primero a la habitación, enciende algunas velas, pon música suave y saca el aceite para masaje para acabar el masaje por todo lo alto. Quién sabe adónde os conducirá...

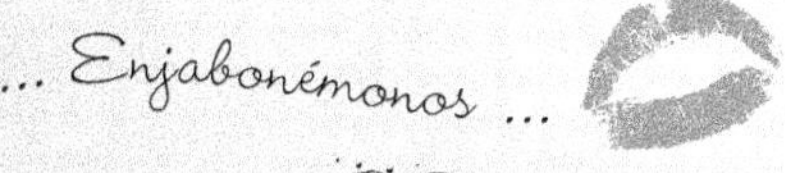

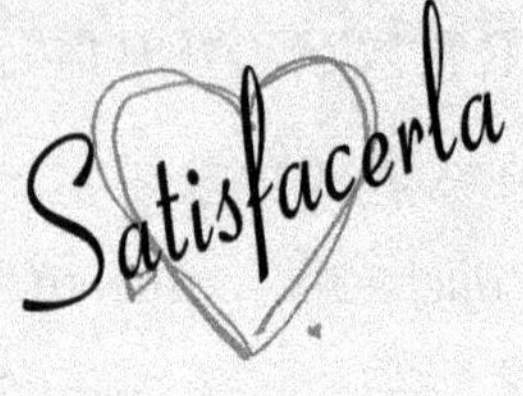

PUNTUACIÓN 4

Acaríciame

Las mujeres suelen necesitar más juegos preliminares que los hombres para calentar motores. La piel es la zona erógena más grande del cuerpo, pero muchas parejas pasan por alto las caricias sensuales, y en su lugar, se centran en una estimulación más directa. Este juego te ayudará a apreciar cada centímetro del cuerpo de tu pareja, y a ella, le ayudará a alcanzar nuevas cimas.

PARA JUGAR

Empezad elaborando cada uno una lista numerada de vuestras seis actividades sexuales favoritas. Todas ellas deberían ser cosas que podríais, teóricamente, hacer esta noche, así que evitad cualquier cosa que requiera accesorios o situaciones que no podáis conseguir, y ceñiros a técnicas de juegos preliminares y posturas sexuales.

Tu pareja se desviste y, antes de que se tumbe en la cama, le vendas los ojos.

Si no se siente cómoda con la venda, pídele que se tumbe boca abajo y cierre los ojos. De cualquier modo, asegúrate de que la habitación está caldeada si no quieres que se resfríe, porque estará allí un tiempo.

A continuación, recoge de la casa seis objetos: un plumero, un paño de cocina limpio, un cubito, un pincel, un cojín de ante, un juguete de peluche o cualquier cosa que encuentres que tenga una textura o sensación distintiva. No elijas nada afilado, por razones que sabrás a medida que progrese el juego.

Vuelve con tu pareja y explícale que debe adivinar lo que es cada objeto a partir de la sensación que produce. Cada vez que identifica correctamente un objeto consigue un punto, que se puede canjear por favores sexuales al final del juego, con el primer punto gana el primer favor de su lista, con el segundo, el segundo favor, etc. Por supuesto, si quieres hacer trampa, siempre puedes desnudarte para distraerla...

Empieza arrastrando un objeto por una parte menos sensible de su piel: por ejemplo, la piel gruesa de las rodillas o codos. Si no lo adivina, progresa hacia la palma de su mano, el interior de sus muslos y, finalmente (y muy suavemente), sus genitales. Si aun así no consigue adivinar el objeto, entonces tú ganas un punto para canjear por un favor sexual de tu lista.

BENEFICIOS DEL JUEGO

Tu pareja deberá prestar más atención de lo habitual a su cuerpo: la venda en los ojos aumentará los otros sentidos para participar en el juego.

Y según lo sensualmente que arrastres los objetos sobre ella, este juego también puede funcionar como preliminar…

VARIACIONES DEL JUEGO

En lugar de utilizar objetos de la casa, puedes utilizar diferentes partes de tu cuerpo, por ejemplo, el pelo, los dientes, las uñas, el pene, los testículos y los pies. Ella deberá adivinar qué parte de tu cuerpo estás utilizando para acariciarla (¡no debería ser muy difícil!).

Si quieres hacer que el juego sea más difícil, puedes establecer un tiempo límite para que identifique el objeto (o la parte del cuerpo).

SUGERENCIA PICANTE

En general, los hombres prefieren caricias más firmes que las mujeres y, ya que muchas personas tratan a su pareja de la forma en la que les gustaría ser tratados, suelen acariciar a las mujeres algo más fuerte de lo que sería lo ideal.

Un toque suave puede ser mucho más excitante. Utiliza sólo las puntas de los dedos, o recorre suavemente con tu mano el vello del cuerpo de tu pareja. Si no estás seguro de cuánta presión utilizar, deja que tu pareja ponga su mano sobre la tuya y la arrastre por su cuerpo de la forma en que más le gusta que la acaricien. Probablemente, verás que ella también te dirige hacia sus zonas más erógenas, así que aprenderás el doble.

Otro obsequio sensual es besar a una mujer por todo su cuerpo, y así la tendrás retorciéndose de placer. No utilices sólo los labios, recorre su piel con la lengua, o mordisquéala delicadamente y con cuidado.

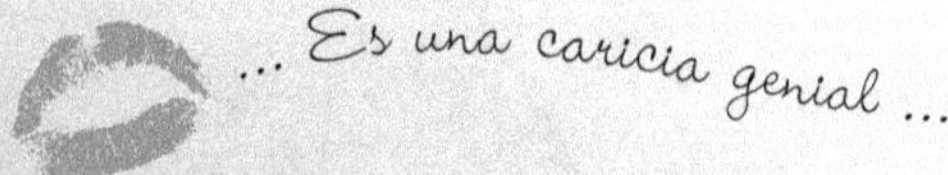

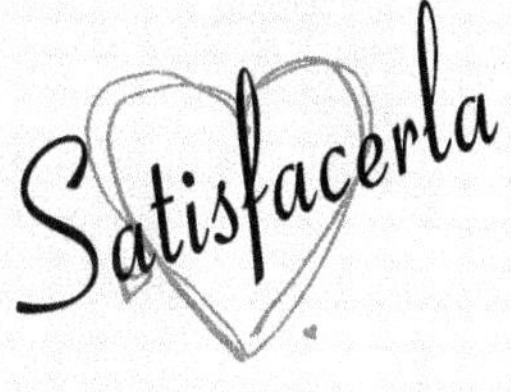

PUNTUACIÓN 5

Dados picantes

¿Recuerdas aquellos días de sobeteo adolescente, cuando estabas desesperado por llevar las cosas más allá, pero no podías? Este juego te ayudará a recordar: un paso hacia delante, dos hacia atrás, mientras le quitas la ropa a tu pareja con lentitud desesperante, prestando atención, por supuesto, a cada centímetro que queda al descubierto.

PARA JUGAR

Escribe una lista numerada, cada número debe corresponderse con una prenda que lleve tu pareja. Por ejemplo:

1 = falda	3 = braga	5 = camiseta
2 = sujetador	4 = medias	6 = zapatos

Si lleva menos de seis prendas de ropa repite una prenda más de una vez.

Ahora pídele a tu pareja que tire el dado. A continuación, debes quitarle la prenda que corresponda a su tirada, pero sin usar las manos. Puedes utilizar los labios, los dientes (¡cuidado si le quitas la ropa interior con ellos!), los codos, los pies o cualquier otra parte de tu cuerpo que te atrevas a usar. Si hay ropa por encima de la que intentas quitar, tendrás que quitar esa prenda primero. Si no consigues quitar la prenda elegida en una cantidad de tiempo acordada, por ejemplo, 10 minutos, deberás pagar una multa sexual.

BENEFICIOS DEL JUEGO

Al tomarte tu tiempo para quitarle la ropa a tu pareja, podrás estudiar su cuerpo mucho más de cerca de lo normal. Tal vez ella considere muy excitante que le quites la ropa interior con los labios. O simplemente podéis acabar riéndoos juntos, lo que siempre es un buen modo de estrechar lazos entre dos personas.

VARIACIONES DEL JUEGO

Si quieres ser muy estricto, y confiáis plenamente el uno en el otro, la mujer puede atar las manos del hombre juntas. O podrías hacer turnos para tirar el dado y quitar una prenda de la ropa de cada uno, si ella también quiere que te desnudes...

SUGERENCIA PICANTE

Cuando tu pareja se haya desnudado, inspírate en los textos antiguos y rinde homenaje a su cuerpo. Los textos sobre sexo orientales a menudo incluyen capítulos enteros dedicados a la adoración del *Yoni* (vagina). Para demostrar que merecía la pena, un hombre debía arrodillarse y rendir homenaje a las partes más íntimas de su pareja, mostrándoles suma devoción. De acuerdo con el texto *Tantra del Yoni* (una escritura bengalí del siglo XI aproximadamente):

«Él la sienta a su izquierda, y adora su Yoni no afeitado. El adepto, entonces, unta los bordes del Yoni con sándalo y bonitas flores. Después de untar el sándalo en su frente, darle vino y dibujar una media luna utilizando bermellón, el adorador debe acariciar sus pechos.»

A pesar de que los ritos antiguos están muy bien, tal vez encuentres un poco ridículo trenzar pétalos en el vello púbico de tu pareja. En su lugar, céntrate en su cuerpo en un modo más actual.

Prepárale un baño a tu pareja, luego enjabona su vello púbico con su champú favorito. Acláralo bien y aplícale suavizante, para que su pelo quede sedoso (y para mimarla enormemente). Cuando salga de la bañera, péinale el vello púbico para eliminar cualquier pelo suelto que se te podría quedar en la boca durante el sexo oral. Luego frótale con aceite de sándalo el pubis para un toque mágico oriental.

Lo que hagas a continuación depende únicamente de ti: dale un masaje en los genitales (después de que te laves las manos para eliminar cualquier resto de aceite, ya que pueden irritar su piel sensible y hacer que se rompan los condones). O lame lánguidamente todo su *Yoni*, prestando particular atención al clítoris. Es una forma sensual de demostrar a tu pareja lo mucho que la amas.

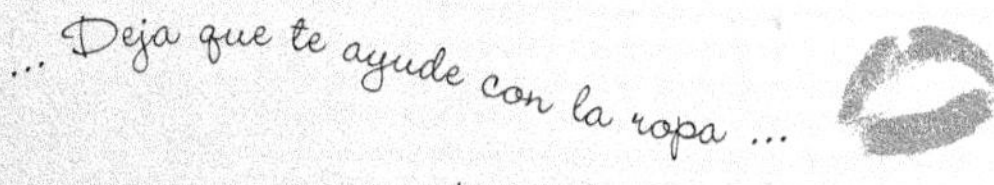

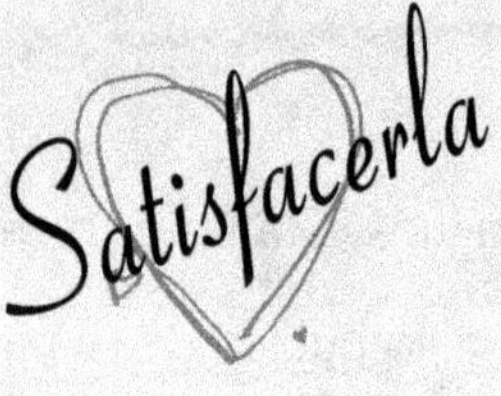

PUNTUACIÓN 6

Lo que más me gusta

A menudo, las mujeres se sienten incómodas a la hora de expresar sus deseos sexuales, por temor a parecer demasiado exigentes, o por miedo a que las vean como unas frescas. Este juego ayuda a las mujeres a abrirse y a compartir sus pensamientos más atrevidos.

Luego, tú decides si quieres hacerlos realidad...

PARA JUGAR

Tu pareja empieza tirando el dado para elegir una de las siguientes opciones:

1 = técnica de cunnilingus

2 = técnica de masturbación

3 = postura sexual

4 = prenda sexi para que lleve tu pareja

5 = fantasía

6 = parte del cuerpo para estimular, excluyendo los genitales

Entonces, ella anota lo que más le gusta en la categoría seleccionada: por ejemplo, que le chupen lentamente desde los labios hasta la punta del clítoris, o hacer el amor con el hombre encima.

A continuación, debes adivinar qué ha elegido, ya sea preguntando o mostrando lo que crees que será su respuesta, mientras tu pareja responde «caliente» o «frío» para indicar lo cerca que estás de la opción que ha escrito.

Ella debería ser lo más específica posible cuando anote sus opciones: cuanto más detalles dé, más largo será el juego y más os divertiréis. También implica que aprenderás más sobre lo que realmente enciende a tu chica.

BENEFICIOS DEL JUEGO

Si tu pareja detalla las cosas con las que más disfruta en el dormitorio, aprenderás cuál es la mejor manera de satisfacerla cuando tengáis relaciones. Y al practicar un juego en lugar de tener simplemente una conversación, es menos agresivo y más fácil para los dos.

SUGERENCIA PICANTE

A todas las mujeres les gusta que las elogien. Una forma sexi de hacerlo es imitar a Leonardo DiCaprio en Titanic, y hacer un dibujo de tu amante mientras le dices lo hermosa que es. Haz que se recline en un sofá, con su lencería favorita puesta (o sin nada), luego saca una libreta de dibujos (o un caballete si eres ambicioso) y empieza a crear una imitación artística de ella. No te preocupes por tus habilidades técnicas: lo importante aquí son los cumplidos que le haces a tu pareja durante el proceso. (Siempre puedes saltarte el dibujo si lo prefieres, ¡pero no te saltes los cumplidos!).

No vayas a lo obvio: muchas mujeres son conscientes de al menos una parte de su cuerpo que gusta a los hombres. Para algunas, son sus pechos, para otras, sus piernas. Seguramente no ignoras el rasgo favorito de tu pareja; sin embargo, ella se sentirá más querida si le dices que te encanta la forma en que su pelo se riza sobre su nuca, que adoras la peca en la parte inferior de su espalda o que encuentras adorable el modo en que arruga la nariz cuando se ríe. Piensa en cumplidos que nunca haya oído antes: ten por seguro que los recordará, y además, probablemente ganarás puntos con sus amigas, también, porque, sin duda, ella les contará todo tu gesto romántico.

Y no seas tímido tampoco a la hora de elogiar sus genitales. Muchas mujeres se sienten incómodas por sus partes más íntimas, así que decirle que tiene unos labios bonitos o un vello púbico increíble le ayudará a sentirse sexualmente segura; y realmente te encuentras en una posición privilegiada para hacerle semejante cumplido.

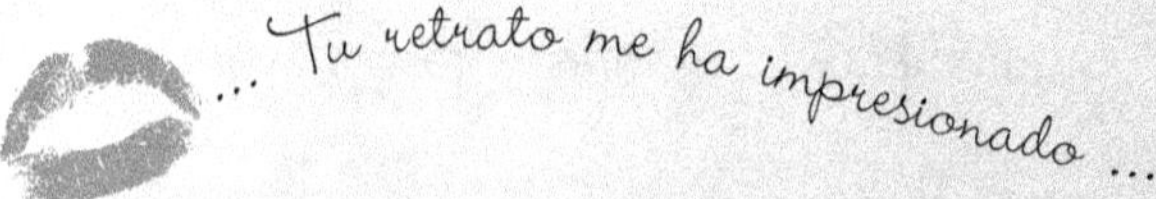

Satisfacerla

PUNTUACIÓN 7

¡Te has olvidado esto!

¿Recuerdas el juego en el que colocas objetos sobre una bandeja, le pides a alguien que los memorice, y luego quitas uno para ver si son capaces de recordar cuál has quitado? Este juego le añade un toque erótico, y puedes dar por seguro que la memoria de tu pareja mejorará cuando vea lo que haces con los objetos...

PARA JUGAR

Empieza colocando sobre una bandeja al menos diez objetos eróticos. No tienen que estar diseñados específicamente para el sexo: puedes incluir cosas como una jarra de miel para verterla sobre los genitales de tu pareja, o un pañuelo de seda para recorrer sensualmente su cuerpo. Otros objetos podrían incluir un juguete sexual, un par de esposas o una corbata para diversión bondage, una pluma, un tubo de lubricante, un condón, un libro o un vídeo erótico; básicamente, cualquier cosa que podáis utilizar en vuestro juego sexual.

A continuación, dale un minuto a tu pareja para que memorice todos los objetos de la bandeja. Pídele que se dé la vuelta o que cierre los ojos cuando acabe el minuto, luego quita uno de los objetos y apártalo de su vista. Ahora, ella debe adivinar qué objeto falta. Si lo acierta, gana un favor sexual de su elección. Pero si pierde, las cosas se ponen muy interesantes…

Vuelve a colocar el objeto sobre la bandeja, y hazle una demostración con exactitud de cómo se puede utilizar cada objeto en vuestros juegos sexuales: por ejemplo, ata a tu pareja y estimula su clítoris aprovechando que no puede escaparse, masajea sus labios utilizando el lubricante, o léele un pasaje de un libro erótico. Hazlo con los diez objetos, ofreciéndole sólo una parte de todo lo que puede disfrutar con ellos. Una vez que le has demostrado el uso de los diez objetos, y ella está desesperada con la expectativa, dile que vuelva a cerrar los ojos y quita uno de los elementos. Después de haberle enseñado exactamente lo que puedes hacer con cada objeto, ten por seguro que le resultará mucho más fácil recordarlo. Y se mostrará muy ansiosa por ganar su favor sexual…

BENEFICIOS DEL JUEGO

No sólo te permite experimentar con muchos accesorios divertidos, este juego también ayuda a tu pareja formarse asociaciones mentales excitantes con todos los objetos de la bandeja: ¡sonreirá cada vez que vea la jarra de miel en el armario!

VARIACIONES DEL JUEGO

Para hacer que el juego sea más fácil o más difícil, varía el número de objetos que utilizas, o la cantidad de tiempo que le das a tu pareja para que los memorice. O anota diferentes actos sexuales en un papel y haz que los memorice, y haz una demostración si es necesario. También podrías hacer que pagara una multa sexual si no puede adivinar el objeto, antes de refrescarle la memoria.

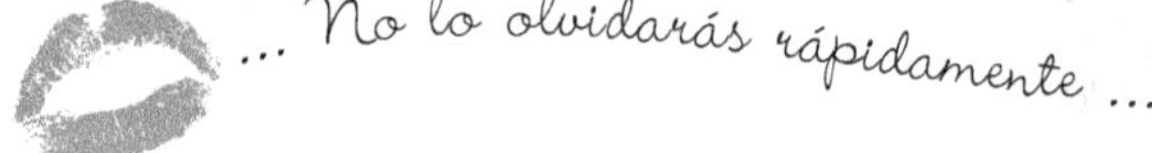

SUGERENCIA PICANTE

Mantén el erotismo en tu relación elaborando un libro de recuerdos-accesorios. Por ejemplo, si os fuisteis de vacaciones y tuvisteis una sesión particularmente erótica en la playa, compra una postal de esa playa y pégala en el libro. Escribe una breve descripción de lo que pasó debajo.

Si le compras a tu pareja alguna prenda de lencería que le guste particularmente, hazle una foto con ella puesta y pégala en el libro. Anota las fechas de vuestros cumpleaños y aniversarios, y escribe cualquier obsequio particularmente sexi que le hayas regalado durante esos días.

Al mantener un registro del buen sexo que tenéis, poseéis algo a lo que remitiros si las cosas empiezan a deteriorarse. También funciona como una forma divertida de juego preliminar: mirando juntos el libro recordaréis vuestras noches más calientes y os ayudará a excitaros recordando los buenos momentos.

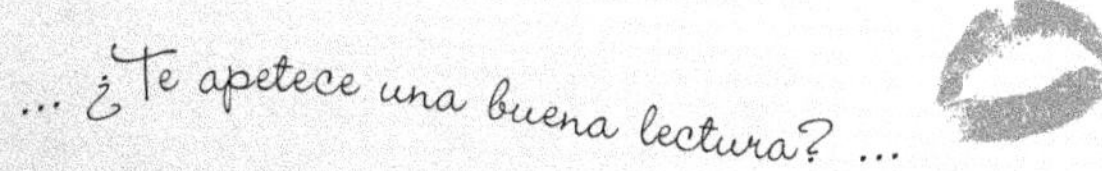

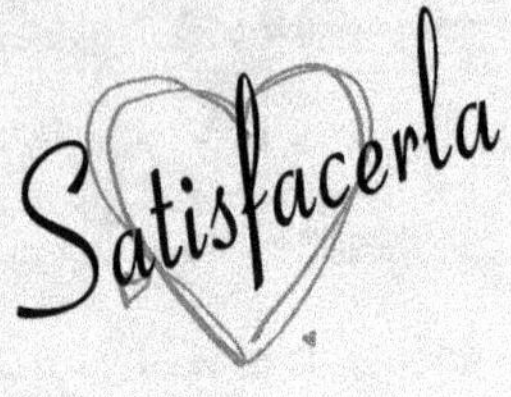

PUNTUACIÓN 8

Gana, pierde & desnúdate

Se trata de un juego clásico de cartas, pero con una variación. La mujer tiene que quitarse la ropa de la forma habitual, mientras que el hombre, en lugar de quitársela toda, debe pagar una multa cada vez que pierde una mano. Es un juego que puede llegar a ser muy erótico...

PARA JUGAR

Utiliza una baraja de cartas estándar y reparte dos cartas a cada uno. Suma la puntos de las dos cartas (un as puede equivaler a 1 o a 11, y las cartas con figuras valen 10). El objetivo del juego es obtener 21. Por turnos, decidid si queréis añadir otra carta (pedir cartas) o quedaros con las que tenéis (plantarse). Quien obtenga una puntuación más cercana a 21 sin pasarse cuando ambos os plantéis, gana la mano.

Si la mujer pierde la mano, se tiene que quitar una prenda. Si el hombre pierde una mano, también se tiene que quitar una prenda y pagar una multa sexual a elección de la mujer... Ninguna de las multas puede superar los 2 minutos (poned un despertador para aseguraros de que os ceñís al tiempo permitido, ya que prolonga la estimulación).

El juego continúa hasta que hayáis utilizado todas las cartas de la baraja, o hasta que alguno de los dos ya no pueda resistirse a llevar las cosas más lejos...

BENEFICIOS DEL JUEGO

Este juego provoca que los preliminares duren una eternidad (siempre es bueno si quieres aumentar las posibilidades de que una mujer tenga un orgasmo). El juego también te enseña lo que quiere exactamente una mujer, y lo pícara que es cuando tiene que elegir multas...

VARIACIONES DEL JUEGO

Puedes añadir un elemento de desnudo y multas a cualquier juego de cartas. Elige tu juego favorito. Si lo tuyo no son las cartas (o no tienes una baraja a mano), prueba con otros juego rápidos, como Tres en raya.

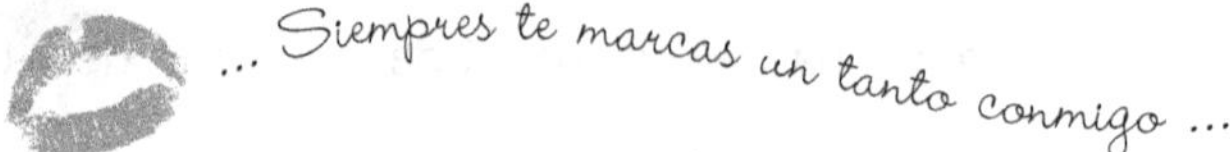

SUGERENCIA PICANTE

Ya que este juego está relacionado con las apuestas, ¿por qué no llevar las cosas más lejos y poner en práctica la fantasía clásica de hacer el amor en una cama cubierta de dinero? Lleva un poco de preparación (a no ser que estés forrado) pero el sentimiento de seducción merece la pena...

En primer lugar, necesitas comprar dinero falso. Podrías fabricarlo tú mismo, pero recuerda que es ilegal fotocopiar dinero, por lo que a no ser que quieras inventar tu propio diseño de billete, es mucho más fácil utilizar dinero falso. Eso, o ve al banco y cambia algo de dinero por alguna moneda extranjera que tenga un buen tipo de cambio (un millón seguirá pareciendo mucho dinero, aunque valga muy poco).

Continúa la fantasía disfrazándoos con la ropa más sexi que tengáis: el hombre puede llevar un traje mientras que la mujer puede llevar un vestido sexi con las joyas más ostentosas que tenga. Es muy fácil fingir que todas esas piezas de bisutería son diamantes.

Coloca una botella de champán, de cava o de vino espumoso en una cubitera al lado de la cama, y añade al ambiente de seducción una caja de bombones artesanos, salmón ahumado o incluso caviar.

La naturaleza exacta de la fantasía depende de ti: sois millonarios disolutos y libertinos realizando vuestros deseos básicos; o sois bandidos escapándoos después de un atraco, aprovechando el momento, antes de que la policía aparezca para arrestaros; o es la escena en la que uno de vosotros le ha pagado al otro un millón de euros por una noche de pasión.

Sea cual sea la fantasía que escojáis, aseguraos de meteros en el papel, la imaginación está ahí para utilizarse, y, tal vez, os saque de vuestros hábitos sexuales usuales. Y, quién sabe, quizás descubráis que es verdad que uno tiene lo que paga...

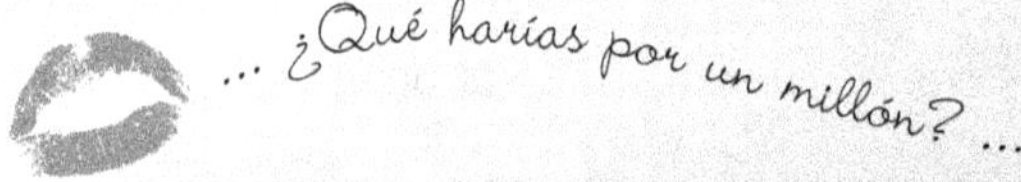

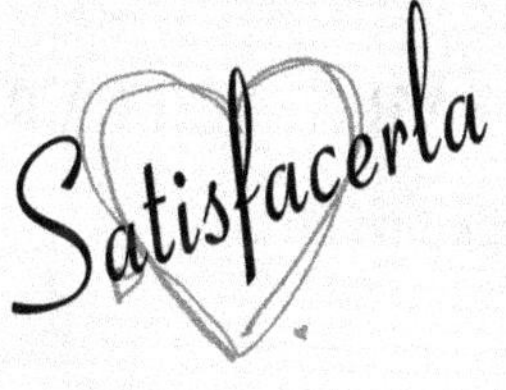

PUNTUACIÓN 9

¡Saca la lengua!

El sexo oral resulta muy excitante para muchas mujeres; sin embargo, demasiado a menudo, los hombres sólo suelen usar una única técnica. Este juego te enseñará nuevas formas de satisfacer a una mujer con los labios y la lengua y, de este modo, a introducir variedad en tus relaciones sexuales. Presta atención a las técnicas que le encantan...

PARA JUGAR

Primero, tira un dado para elegir una de las siguientes técnicas:

1 = debajo de la lengua. Utiliza la parte inferior y blanda de los labios para frotar el clítoris de la mujer. Esto proporciona una sensación más suave que si utilizas la lengua. Tal vez te resulte más fácil retirar el capuchón del clítoris para descubrir la sensible punta del clítoris. Algunas mujeres no lo toleran o lo encuentran demasiado sensible, así que hazlo con suavidad.

2 = chupar. Chupa suavemente el clítoris con tus labios, aumenta la succión a medida que ella se excita. No chupes demasiado fuerte, ya que puede ser doloroso. Pasar de una succión intensa a una apenas perceptible puede ser un jugueteo sensual.

3 = beso francés. Si sacas un 3, prueba a darle un «beso francés» en la vagina: mete y saca la lengua. Añade unos cuantos comentarios sobre lo bien que sabe tu pareja y multiplicará su experiencia.

4 = amante de los labios. Los labios internos se originan en el capuchón del clítoris, por lo que si los mordisqueas, lames o chupas, estimulas indirectamente el clítoris, lo que hace crecer la excitación de la mujer. Prueba a masajear los labios externos con los dedos a la vez para añadir más sensaciones.

5 = penetración. Acanala la lengua, luego introdúcela en la abertura de la vagina, y empújala llevando un ritmo que os vaya bien a los dos. Si lo combinas con los dedos, puede dar resultados que le hagan perder la cabeza, especialmente si con los dedos haces un movimiento de «ven aquí» para estimular su punto G.

6 = empujón de lengua. Prueba a retirar hacia atrás el capuchón del clítoris con la lengua. Luego, utiliza sólo la punta de tu lengua para hacer movimientos rápidos y delicados sobre la cabeza del clítoris.

BENEFICIOS DEL JUEGO

Las diferentes técnicas de sexo oral proporcionan diferentes sensaciones, por lo que seguramente descubrirás nuevas formas de dar placer a tu pareja. Y tener varias técnicas entre las que elegir significa que cuando la lengua se cansa de una técnica, puedes pasar a otra. No hace falta decir que tu pareja también apreciará tus recién descubiertas habilidades.

VARIACIONES DEL JUEGO

Compra un manual de sexo con más técnicas de sexo oral y proporciónate más técnicas entre las que elegir. Cuantas más técnicas tengas, mejores serán tus relaciones sexuales.

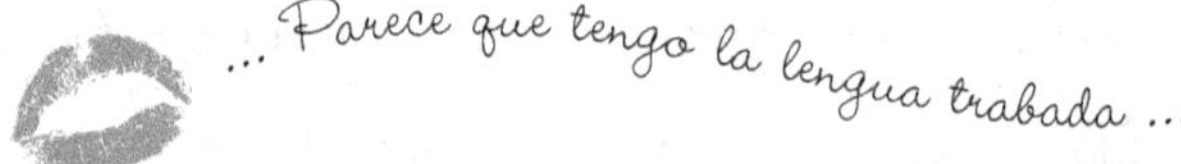

SUGERENCIA PICANTE

Otras formas de sexo oral incluyen cosas como:

- Soplar suavemente sobre el clítoris pero nunca por encima de la vagina, ya que puede ser peligroso.
- Estirar suavemente del vello púbico para separar los labios y proporcionar una sensación dolorosa/placentera.
- Tararear sobre el clítoris añade vibración a la experiencia.
- Alterna empujar con la lengua con succionar el clítoris y lamer los labios; al variar las técnicas evitarás que se te canse la lengua.

Tampoco te ciñas a la misma postura. Empezar por encima te permite estimular el clítoris en su totalidad en lugar de sólo la punta, lo que puede funcionar si la mujer es sensible. O empieza desde atrás para combinar el cunnilingus con la estimulación anal. No importa por qué postura te decidas, hay una cosa esencial: aféitate primero, si no, sentirá como si le estuvieras frotando papel de lija sobre sus partes más sensibles.

PUNTUACIÓN 10

Hazlo o atrévete

Cuando se trata de desmelenarse, las mujeres, algunas veces, se sienten incómodas a la hora de hablar sobre sus deseos: al fin y al cabo, muchas mujeres han crecido creyendo que a «las chicas buenas» no les gusta el sexo. Este juego te ayuda a acceder a los deseos más salvajes de una mujer, y a ella le ayuda a aprender dónde están sus propios límites.

PARA JUGAR

Empieza tirando un dado para elegir una de las siguientes opciones. Léesela a tu pareja.

1 = Vamos a practicar sexo anal.

2 = Túmbate mientras yo retiro el capuchón del clítoris y lamo la punta del clítoris.

3 = Ponte de pie mientras yo me arrodillo frente a ti y te practico sexo oral.

4 = Te frotaré tu punto G hasta que alcances el clímax.

5 = Siéntate mientras yo me arrodillo a horcajadas sobre ti y te muerdo los pezones.

6 = Deja que te chupe y te lama los pies.

Una vez que el dado ha elegido una de las opciones, tu pareja tiene una opción: puede aceptar la opción dada, o decantarse por un atrevimiento elegido por ti.

BENEFICIOS DEL JUEGO

Este juego ayuda a construir la confianza, ya que tu pareja se estará poniendo completamente en tus manos si no le gusta una de las opciones que el dado ofrece y decide optar por un atrevimiento en su lugar. También te ayuda a ir más allá del «terreno conocido» en el sexo habitual: os ayudará a evitar cerraros en vuestros hábitos y aburriros.

VARIACIONES DEL JUEGO

Haz tu propia lista de opciones entre las que elegir con el dado. Asegúrate de que incluyes cosas que sabes que la colocarán en una situación límite, para que ella deba tomar una decisión entre correr el riesgo de un atrevimiento o simplemente quedarse con la opción fácil.

SUGERENCIA PICANTE

Sólo el diez por ciento de las parejas practican el sexo anal, por lo que no creas que es algo que estás obligado a hacer. Sin embargo, si la mujer desea probarlo, hay unos cuantos aspectos que le facilitarán el trabajo al hombre y será más cómodo para la mujer.

Empezad bañándoos juntos, para que ambos estéis limpios y relajados. Luego, dedica algún tiempo a los juegos preliminares anales. El lubricante es esencial para los juegos anales: los mejores son los de silicona, ya que son los más resbaladizos.

Empieza acariciando el exterior del ano de la mujer y, a medida que se relaja, notarás que empieza a abrirse; introduce el dedo. Ve lentamente, permitiendo que el ano se acostumbre a la sensación de tu dedo antes de seguir avanzando. Si le duele en algún momento, para. Si está tenso, añade más lubricante y mantén el dedo quieto hasta que el ano se vuelva a relajar.

Cuando se sienta cómoda con tu dedo, prueba a añadir otro, de nuevo, suavemente y utilizando gran cantidad de lubricante. Cuanto más se acostumbre de antemano, más fácil te será introducir el pene.

Cuando se sienta preparada, ponte un condón (el ano tiene la piel más fina que la vagina y puede lesionarse con más facilidad, por lo que el sexo seguro es aún más importante), y presiona la cabeza del pene contra el ano. De nuevo, espera a que acoja al pene. El primer trozo es el más duro, pero no tengas prisa, ya que será imposible avanzar porque ella se contraerá. Sigue empujando lentamente si tu pareja se siente cómoda, luego sácalo, pero más suavemente de lo habitual. ¡Ya está! Estáis practicando sexo anal.

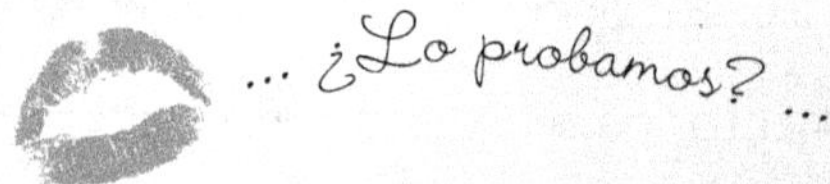

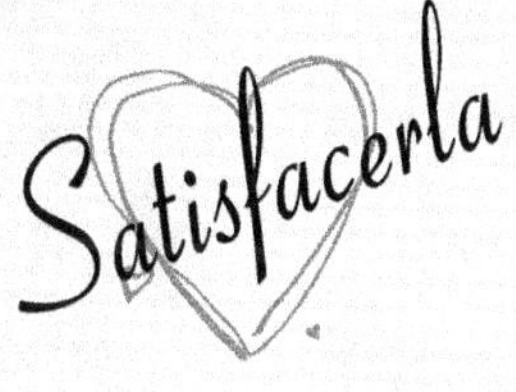

PUNTUACIÓN 11

Cambia el ritmo

En la variedad está el gusto, o eso dice el refrán.

Sin embargo, es sorprendente cómo la mayoría de la gente no se preocupa en variar el ritmo mientras lleva a cabo actos sexuales; en su lugar, utiliza la misma velocidad con cada pareja. Este juego te ayudará a encontrar lo rápido o lento que realmente quiere tu pareja que vayas.

PARA JUGAR

Elige seis canciones que te gusten y que tengas en casa. Asegúrate de que cada una tenga un tempo diferente: por ejemplo, una balada romántica, una canción de baile rápida, una pieza clásica, y otras que te gusten.

Escribe los títulos de las canciones, numerándolos del 1 al 6. Ahora tira el dado para elegir una canción. Vuelve a tirar el dado para elegir uno de los siguientes actos sexuales:

1-2 = estimulación manual

3-4 = sexo oral

5-6 = sexo con penetración

Debes hacer el acto sexual indicado y la canción elegida. Recuerda, este juego está diseñado teniendo en mente el placer de la mujer, por lo que el hombre toma el control: la mujer simplemente se tumba de espaldas y disfruta. Si una canción no funciona, vuelve a tirar el dado y elige otra.

BENEFICIOS DEL JUEGO

Al variar el ritmo con el que llevas a cabo el acto sexual, puedes cambiar las sensaciones: el sexo rápido a menudo es más profundo, mientras que el sexo lento puede ser más sensual. Una canción romántica te dará tiempo para proporcionar sexo oral de forma lenta, mientras que una canción para bailar será más adecuada para empujones profundos. Mucha gente suele utilizar un ritmo constante cuando hace el amor y, por tanto, se pierden los infinitos placeres proporcionados por cambiar de ritmo.

VARIACIONES DEL JUEGO

Pon la radio o el canal musical, y varía el ritmo de tu acto sexual para que se adecue a cada nueva canción que suena. Si no tienes un equipo de música o televisión en el dormitorio, imagínate la canción mentalmente, o que te la cante tu pareja, ¡si estás seguro de que no arruinará su concentración!

SUGERENCIA PICANTE

Para las mujeres suele ser más difícil alcanzar el clímax que para los hombres, y cambiar el ritmo constantemente puede ser poco práctico. Cuando llevas a cabo un acto sexual, la regla de oro es: si parece que funciona, ¡no cambies lo que estás haciendo! Más de un orgasmo se ha perdido porque un hombre ha cambiado el ritmo por variar justo cuando la mujer se acercaba al punto sin retorno.

La mejor solución es la comunicación durante el sexo, aunque debería ser la mujer la que dijera si quiere que el hombre acelere o frene cuando le practica sexo oral (si el hombre se detiene para preguntar «¿Está bien así?» a mitad de camino, puede ser contraproducente). Pero en cualquier otro momento, si no estás seguro de si con lo que haces estás dando en el clavo, pregunta. Si os conocéis lo suficiente como para practicar sexo, os conocéis lo suficiente como para hablar de ello.

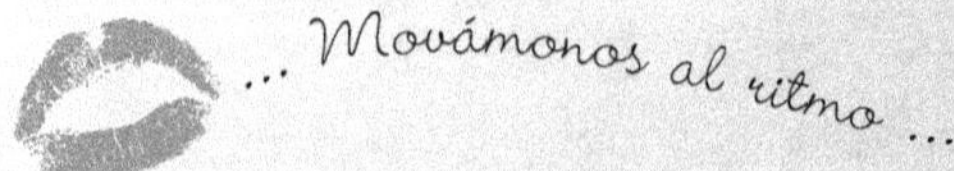

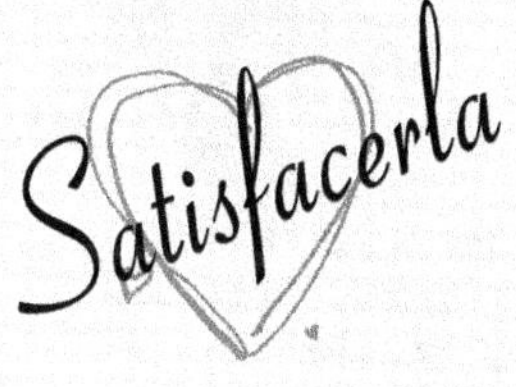

PUNTUACIÓN 12

Sensaciones dulces

La comida puede ser un complemento sensual en el sexo. Cubriendo a tu chica con tus dulces favoritos y comiéndotelos después directamente de ella, aprenderás dónde le gusta que la laman y, a la vez, disfrutarás de tus postres...

PARA JUGAR

Este juego necesita un poco de planificación pero merece la pena. Empieza por comprar tus caprichos dulces favoritos: helado, nata montada, mousse, fruta fresca, salsa de chocolate y cualquier cosa que te guste.

Luego coloca una sábana de plástico o una bolsa de basura grande cortada por la mitad sobre el suelo. Haz que tu pareja se tumbe sobre ella y crea el postre de tus sueños sobre su torso desnudo. Tómatelo como un juego preliminar: derrama lentamente salsa de chocolate sobre sus muslos, y vierte nata montada sobre sus pechos mientras acaricias sus pezones, o pon bolitas de chocolate, fresas o cerezas sobre su clítoris, rodándolas alrededor de él igual que lo haces cuando la estimulas. Prueba a pelar una uva, presiona suavemente retirando el capuchón, y pasa la uva sobre su clítoris expuesto.

Cuando tu pareja esté cubierta como es debido con tus postres favoritos, lame, chupa y mordisquéalos. Seguramente ambos acabéis pringosos, pero esta es sólo la mitad de la diversión del juego. Y si estás muy pegajoso, ella puede limpiarte con la lengua.

BENEFICIOS DEL JUEGO

Ella consigue un montón de juegos preliminares mientras tú disfrutas de tus postres favoritos. Y nada te impide darle de comer mientras la decoras (cogiendo la comida de tus labios mientras tú la coges de su cuerpo).

VARIACIONES DEL JUEGO

Haz que tu pareja se tumbe en la bañera mientras la decoras, luego métete tú también y empieza a comer antes de llenar la bañera y limpiaros el uno al otro.

Y si no te gusta el dulce, utiliza comida salada como queso de untar, olivas y pepinillos en su lugar. Evita cosas picantes, ya que puede causar irritación.

SUGERENCIA PICANTE

Si combinas la comida caliente con la fría, este juego puede resultar aún más erótico (y el postre, aún más sabroso). Obviamente no utilizarás nada que esté tan caliente para que queme; sin embargo, si pones una cucharada de helado sobre el clítoris de una mujer, luego lo chupas, y después viertes salsa de caramelo calentito, puede ser deliciosamente inmoral.

Piensa en la textura de los alimentos que utilizas: combina salsas resbaladizas para que corran por sus labios con fruta húmeda para frotar sobre su clítoris, y, quizás, añade un toque más áspero con barquillos para quitar la salsa de sus pezones. Coloca chocolate en alguna parte de su cuerpo donde se funda por su temperatura corporal y deja que esté pegajoso antes de lamerlo.

N.B. Aunque sobra decirlo, asegúrate de que tu pareja no tiene ninguna alergia antes de practicar este juego; lo último que se desea es desencadenar una reacción alérgica.

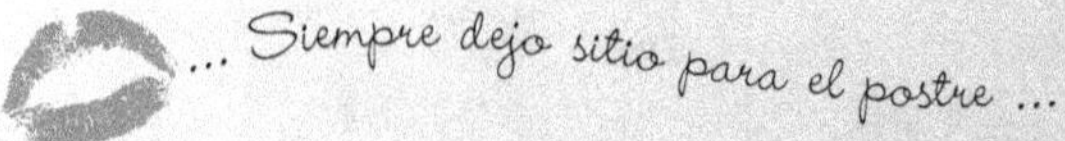

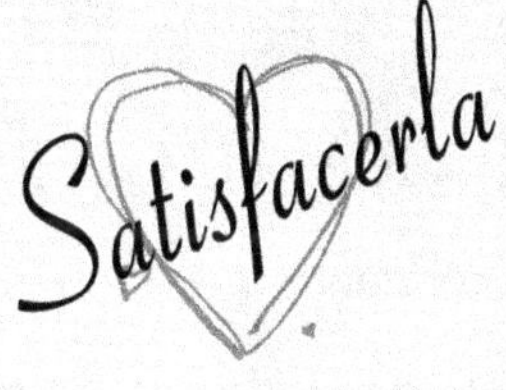

PUNTUACIÓN 13

Tócame así

¿Crees que sabes dónde le gusta exactamente a tu pareja que la toquen? ¿Estás preparado para comprobarlo? Este juego te ayudará a saber lo bien que conoces a tu pareja. Y ella disfrutará de la erótica sensación de que un pincel le haga cosquillas en sus partes más sensibles...

PARA JUGAR

Para este juego, bastante sorprendente, necesitarás pinturas corporales. Puedes conseguir pintura especialmente diseñada para pintar el cuerpo o utilizar las pinturas para la cara infantiles. Es preferible lo primero, ya que se aplica con un pincel, que es mucho más sensual que un lápiz.

Tu pareja empieza haciendo un dibujo de su cuerpo, sin que tú lo veas. Luego escribe en cada parte del cuerpo el acto que más le gusta que le hagan allí: por ejemplo, puede escribir «lamer» al lado del cuello, o «arañar» sobre los muslos.

Cuando ha terminado de escribir en su dibujo, lo introduce en un sobre, y luego se desnuda (comprueba que la habitación esté caldeada, ya que estará desnuda un rato). A continuación, empiezas a dibujar sobre su cuerpo, pero en lugar de hacer dibujos sobre ella, pintas palabras que especifiquen lo que tú crees que a ella más le gusta que le hagan en esa parte del cuerpo: por ejemplo, puedes escribir la palabra «mordisquear» sobre sus muslos, o «chupar» sobre su clítoris. Cuando hayas acabado tu obra maestra, tu pareja abre el sobre y tú comparas tus respuestas con las suyas. Obtienes un punto por cada acierto, para canjear por favores sexuales.

BENEFICIOS DEL JUEGO

Este juego no sólo te ayuda a aprender lo que más quiere tu pareja que le hagan en su cuerpo, sino que también la sensación del pincel o los dibujos le proporcionarán una sensación sensual.

VARIACIONES DEL JUEGO

Si no tienes pinturas corporales, puedes utilizar el pintalabios o el lápiz de ojos para pintar el cuerpo de tu pareja.

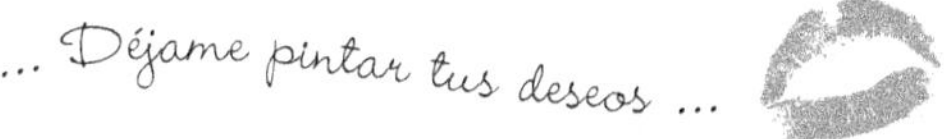

SUGERENCIA PICANTE

Este juego puede ampliarse si la mujer se rasura el vello púbico.

Asegúrate de que utilizas una cuchilla nueva, espuma de afeitar o aceite y agua limpia en abundancia. Ten cuidado de que no entre espuma o aceite en la vagina, ya que causaría irritación. Utiliza agua tibia en lugar de caliente, ya que reseca menos la piel y ayuda a prevenir la irritación. Si la cuchilla deja de cortar, utiliza una nueva. Después de afeitarse, aclara toda la zona púbica con agua fría para eliminar cualquier resto de espuma y cerrar los poros. Un astringente suave (sin alcohol, ya que escuece) también te será de ayuda.

A continuación, sécate con una toalla suave y utiliza una crema hidratante suave. La loción para bebés (no aceite, ya que bloquearía los poros) es perfecta. Utilices lo que utilices, asegúrate de que está elaborado para pieles sensibles, ya que no hay nada más sensible que la piel del monte de Venus. El tratamiento posterior es importante. Continúa aplicando crema hidratante hasta que el vello sea lo suficientemente largo como para que no cause irritación (alrededor de 3-4 días). También ayudará que no lleves braguitas durante unos días, y evita vestir vaqueros o medias.

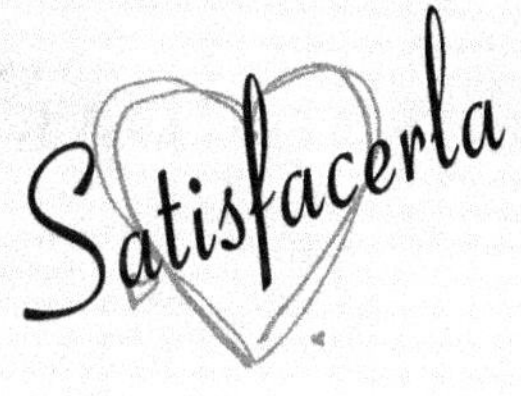

PUNTUACIÓN 14

Mano lenta

Existen diversas y diferentes maneras de proporcionar placer a una mujer utilizando las manos; sin embargo, muchos hombres tienden únicamente a empujar un dedo dentro y fuera. Este juego te ayuda a explorar una gran variedad de técnicas y a descubrir con cuál tu pareja se derrite más.

PARA JUGAR

Empieza tirando el dado para elegir una de las siguientes técnicas que llevarás a cabo con tu pareja:

1 = amar la perla. Quizás elijas empezar con esta como tu técnica preferida. Amar la perla funciona de forma más efectiva cuando tu pareja está realmente excitada. Coloca el dedo pulgar y el índice a cada lado del clítoris, rodeándolo, y frótalo hacia delante y hacia detrás.

2 = trátala como a un hombre. Prueba a masturbar el clítoris como si se tratase de un pene en miniatura. No todas las mujeres tienen el clítoris lo suficientemente grande como para probarlo; si tu pareja es una de ellas, simplemente rodea con tus dedos el clítoris y frótalo o apriétalo.

3 = tamborileo. Prueba a tamborilear los dedos sobre el monte de Venus y el clítoris de tu pareja. Esto enviará vibraciones a sus partes más sensibles.

4 = giros. Con los labios entre tus dedos, gíralos como si giraras un trozo de cuerda.

5 = rotación. Se trata de una técnica sensual que muchas mujeres disfrutan. Introduce los dedos índice y corazón en la vagina; a continuación, haz movimientos rotatorios con los dedos para estimular las paredes vaginales. Puedes combinarlo con la estimulación del punto G para añadir más placer.

6 = caricias. Prueba a acariciar suavemente el clítoris de tu pareja, centrándote al principio en el capuchón del clítoris, hasta que empiece a excitarse. A algunas mujeres no les gusta la estimulación clitoriana directa hasta justo antes de alcanzar el clímax, y a otras no les gusta que les toquen la punta, ya que puede ser muy sensible. Si este es el caso, trabaja alrededor de la base del clítoris y los labios internos. Incluso si le gusta la estimulación clitoriana directa, preferirá que te acerques gradualmente.

BENEFICIOS DEL JUEGO

Cada mujer es diferente, por lo que probando algunas técnicas nuevas tal vez descubras una zona que la excite que ni tú ni tu pareja conocíais. Al fin y al cabo, la variedad es la sal de la vida.

VARIACIONES DEL JUEGO

Compra un manual de sexo y elabora listas numeradas alternativas de diferentes técnicas de estimulación clitoriana y vaginal entre las que elegir.

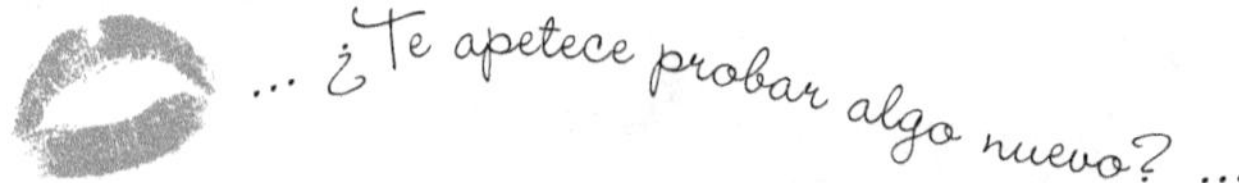

SUGERENCIA PICANTE

Utilizar los dedos para estimular a una mujer no se suele hacer como penetración por sí sola. En realidad, no deberías penetrar la vagina con los dedos hasta que esté lubricada, ya que puede resultar doloroso. Puede ser más fácil para una mujer alcanzar el clímax a través de la estimulación manual que a través del sexo con penetración, ya que tus dedos pueden ser mucho más precisos que tu pene, alcanzando sus zonas más sensibles. Puedes acariciar su punto G, el punto A y el clítoris.

La única función del clítoris es proporcionar placer sexual a la mujer, y es mucho más grande de lo que te puedas imaginar. Tiene forma de horquilla, y tres cuartas partes no están a la vista. Sin embargo, aunque el clítoris es importante, no es el punto culminante ni la razón de todo. Los labios y toda la zona púbica son también muy receptivos. Invierte tiempo en acariciar el monte de Venus de tu pareja o pasar los dedos por sus labios. Ten por seguro que apreciará el esfuerzo.

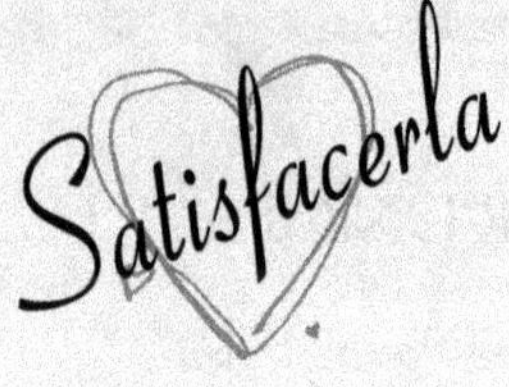

PUNTUACIÓN 15

Enseñar y contar

Para muchos hombres, la idea de que una mujer se masturbe delante de ellos resulta inmensamente excitante; sin embargo, también es una buena forma para ellos de aprender. En este juego, la mujer le enseña al hombre qué hacer, el hombre gana puntos por la rapidez con la que aprende, que, por supuesto, se canjean por favores sexuales…

PARA JUGAR

Empieza tirando el dado para elegir una de las siguientes opciones:

1-2 = dedos

3-4 = juguete sexual

5-6 = otro método

Tu pareja elige la forma en la que se masturbará enfrente de ti, basada en lo que el dado saque. Si sólo alcanza el orgasmo de un modo concreto, por ejemplo, con los dedos, entonces te puedes saltar este paso.

Luego, prepara una zona cómoda sobre la que la mujer se pueda reclinar (después de todo, es un juego para ella), prueba a repartir algunos cojines sobre el suelo y dale una manta para que se cubra por si tuviera frío. Enciende unas velas y atenúa las luces para crear un ambiente romántico; esto también puede servir de ayuda a las mujeres con menos confianza en sí mismas para que se sientan más cómodas con lo que están haciendo.

Tu pareja entonces se tumba y se masturba en la forma elegida por el dado. Deberías sentarte a muy poca distancia para ver la acción de cerca y permitir que te coja la mano para tocarse.

Cuando se empiece a excitar, debe colocar tu mano en el lugar en que más desee que esté. Si quiere que la sustituyas masturbando sus genitales, puedes, pero ella debe continuar con su mano sobre la tuya para controlar la velocidad, la presión y la forma en la que la tocas. Cada vez que aciertes con una caricia, ella te puede dar un punto (para canjear por favores sexuales).

BENEFICIOS DEL JUEGO

Al ver cómo se masturba tu pareja, aprenderás exactamente dónde quiere que la toquen. Este juego también crea intimidad, ya que la masturbación es normalmente algo privado.

VARIACIONES DEL JUEGO

Los dos os podéis masturbar y ver cómo lo hace la otra persona, antes de pasar a ayudaros mutuamente. O la mujer se puede masturbar frente a un espejo, para que los dos podáis ver qué sucede.

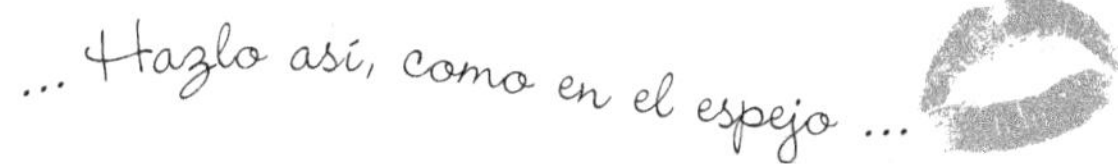

SUGERENCIA PICANTE

La mujer puede utilizar numerosas técnicas de masturbación e, incluso si llevas años masturbándote, encontrarás algunas variantes que harán las cosas aún mejor. Prueba alguna de estas a ver si encuentras una nueva forma de masturbarte que aún no hayas probado:

- Acariciar el capuchón del clítoris para estimularlo.
- Tirar suavemente hacia arriba del vello púbico para mover el capuchón arriba y abajo sobre el clítoris.
- Rodear el clítoris con dos dedos y masturbarlo como si fuera un pene en miniatura.
- Mover el dedo rápidamente de un lado al otro sobre el clítoris.
- Mover el dedo en círculos alrededor de la punta del clítoris.
- Empujar suavemente hacia atrás el capuchón del clítoris y acariciar la punta del clítoris.
- Acariciar los labios mayores (labios externos) o los labios menores (labios internos), ya que los dos están repletos de terminaciones nerviosas.
- Pellizcar suavemente los labios mayores o el clítoris.

- Frotar juntos los labios mayores.
- Con un dedo dar golpecitos sobre el clítoris.
- Dar palmadas suaves sobre el monte de Venus o los labios.
- Con una mano, separa completamente los labios mayores y, con la otra, acaricia el clítoris o los labios menores.

Si te gusta la penetración, prueba alguna de las variaciones de penetración con dedo:

- Introducir y sacar lentamente uno o más dedos.
- Alternar dos dedos como un pistón.
- Introducir uno o más dedos y flexionar los músculos del suelo pélvico alrededor de él.
- Mover uno o más dedos dentro de ti en círculos.
- Sujetarte la muñeca con una mano y utilizarla para empujar uno o más dedos de la otra mano dentro.
- Introducir únicamente la punta de un dedo y moverlo rápidamente hacia dentro y hacia fuera.

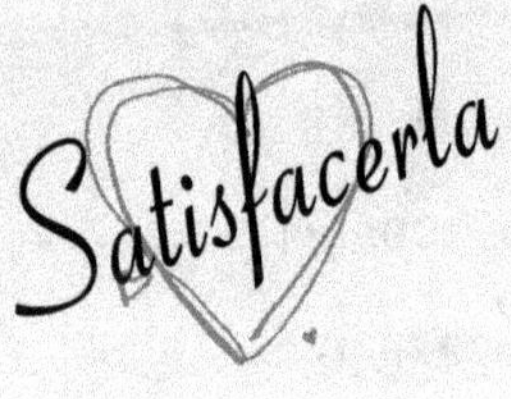

PUNTUACIÓN 16

Sin manos

Es fácil caer siempre en los mismos patrones de comportamiento sexual. Este juego te ayuda a utilizar tu imaginación y aprender nuevas formas de proporcionarle placer a tu pareja. Y los trucos que aprenderás te vendrán bien cuando se te canse la lengua o los dedos...

PARA JUGAR

Empieza tirando el dado para seleccionar una de las siguientes opciones:

1 = nariz	3 = muslo	5 = testículos
2 = pies	4 = pene	6 = muñeca

Ahora, estimula a tu chica utilizando esa parte del cuerpo únicamente, hasta que alcance el clímax. Si la opción que has elegido no funciona, o si te cansas demasiado usando solo una parte del cuerpo, vuelve a tirar el dado para elegir otra. Sé creativo: por ejemplo, si sacas un 3, haz que la mujer se siente a horcajadas sobre tu muslo y frótate contra ella. Si sacas un 4, prueba a utilizar el pene para estimular los pezones y el cuello, al igual que la vagina.

Ten en cuenta que si sacas un 4 o un 5, deberías utilizar un condón a no ser que ambos os hayáis hecho las pruebas de ETS y toméis precauciones contra el embarazo. Y si sacas un 2, comprueba que la piel de los pies no sea demasiada áspera antes de empezar, ya que no quieres ocasionar ningún daño a la piel más delicada de tu chica.

BENEFICIOS DEL JUEGO

Al aprender a estimular a tu pareja con cada centímetro de tu cuerpo, añadirás variedad a tus relaciones sexuales. Las diferentes partes del cuerpo proporcionan sensaciones muy diferentes.

VARIACIONES DEL JUEGO

Haz tu propia lista de partes del cuerpo con las que estimular a tu pareja: tu pelo, el codo o cualquier otra parte que se te ocurra.

... Quiero que sientas una parte de mí ...

SUGERENCIA PICANTE

Además de ser un juego divertido, también te enseña técnicas que son perfectas para esos momentos en los que una mujer está de humor pero su pareja no.

En lugar de tumbarse simplemente y frustrarse sexualmente, la mujer se puede masturbar y, a medida que se va excitando, sentarse a horcajadas sobre el muslo del hombre. Mientras que ella presiona su cuerpo contra el muslo, él puede relajarse, aunque hay una posibilidad razonable de que él se excite cuando note la humedad de ella sobre su muslo, y la situación acabe progresando…

Al masturbar utilizando una parte del cuerpo del hombre, hay un sentimiento aumentado de cercanía e intimidad que la masturbación solitaria no proporciona. Además, el hecho de que él colabore ayuda a evitar que el hombre se sienta culpable por no «actuar», lo que seguramente mantenga vuestra vida sexual por buen camino a largo plazo. Después de todo, nadie quiere sentir que está decepcionando a su pareja.

PUNTUACIÓN 17

¡No te atrevas a llegar!

El cuerpo humano es algo indómito: dile que no haga una cosa y será lo único que quiera. Partiendo de esta idea, puedes proporcionarle a tu pareja el orgasmo de su vida. Aunque, obviamente, no es el objetivo del juego en absoluto…

PARA JUGAR

Empieza tirando un dado para elegir una de las siguientes opciones:

1 =lamer el clítoris
4 =lamer los labios
2 = estimular manualmente el clítoris
5 = frotar el monte de Venus
3 = estimular manualmente los labios
6 = penetrar la vagina

Ahora, pídele a tu pareja que se tumbe y proporciónale el placer que el dado haya dictado. Pero, mientras lo haces, mírala a los ojos y dile que no debe «llegar». A medida que se acerca al clímax, haz más lentos tus movimientos y reitera tu orden. Tómate tu tiempo proporcionándole placer, llevándola repetidas veces al borde del orgasmo y que luego baje otra vez. Si inviertes el tiempo suficiente en hacerla esperar, verás que ocurre instantáneamente.

BENEFICIOS DEL JUEGO

Al practicar este juego, el hombre accede al subconsciente de la mujer. Muchas mujeres se sienten culpables de disfrutar del placer sexual, por lo que, al prohibirle que lo tenga, el hombre la ayuda a relajarse lo suficiente para llegar al clímax. La mujer también obtiene una sensación extra al hacer algo «prohibido».

VARIACIÓN DEL JUEGO

Haz una lista con las técnicas sexuales favoritas de la mujer y utilízalas para elegirlas con el dado. Cuanto más efectiva sea la técnica para que alcance el clímax, más cruel es el juego, ¡y más intenso será el orgasmo final!

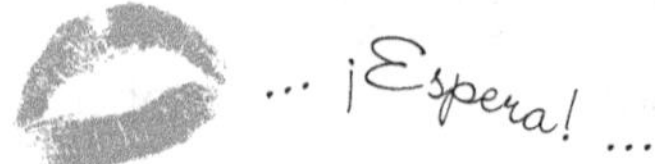

SUGERENCIA PICANTE

Los juguetes sexuales pueden ser un complemento divertido para este juego, ya que proporcionan sensaciones intensas, haciendo aún más difícil para la mujer contener el clímax. Si nunca antes habéis utilizado un juguete sexual, empezad con algo como el Jessica Rabbit: combina la penetración con la estimulación del clítoris, proporcionando a la mujer un doble placer. También se puede girar de forma que el estimulador para el clítoris estimule el ano.

Si usas un juguete por primera vez, empieza con la función más baja. A veces, las vibraciones pueden ser demasiado intensas para principiantes; si crees que este es el caso, utilízalo a través de la ropa interior o incluso pantalones vaqueros, para ayudar a reducir la sensación.

Algunos hombres se sienten incómodos si su pareja utiliza un juguete sexual. Si esto sucede, tal vez sea mejor que te decidas por algo pequeño y no fálico. Hoy en día puedes encontrar juguetes de todas las formas (¡incluso con mando a distancia!). También podéis probar un anillo vibrador para pene. Se coloca alrededor de la base del pene y vibra, proporcionándoos a los dos una estimulación doble. También ayuda al hombre a mantener la erección más tiempo.

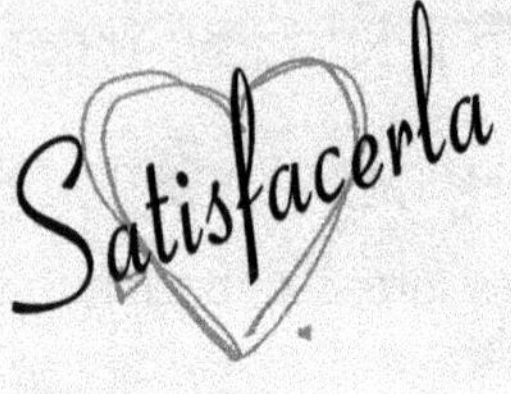

PUNTUACIÓN 18

Quédate fuera

Para muchas mujeres la penetración por sí sola no es suficiente para alcanzar el clímax; sin embargo, sigue siendo el objetivo del acto sexual para la mayoría de las parejas. Este juego te enseña una variedad de técnicas para proporcionar placer a una mujer sin penetrarla (seguro que te será útil en tus futuras relaciones sexuales).

PARA JUGAR

Empieza tirando el dado para elegir una de las siguientes opciones:

1 = frotar el monte de Venus con la palma de la mano

2 = apretujar los labios mayores juntos utilizando dos dedos

3 = con una mano empujar hacia arriba el monte de Venus, y con los dedos de la otra estimular el clítoris

4 = separar los labios mayores mientras se acaricia con los dedos de la otra mano los labios internos

5 = lamer entre los labios

6 = succionar el clítoris

Sigue las instrucciones dadas por el dado. Si a tu pareja no le gusta la técnica, vuelve a tirar el dado para probar con una opción diferente. El juego continúa hasta que la mujer ha alcanzado el clímax.

BENEFICIOS DEL JUEGO

Es más probable que una mujer alcance el clímax gracias a la estimulación del clítoris y los juegos preliminares que con la penetración. Al aprender nuevas formas de proporcionar placer a tu pareja con este juego, puedes incorporar a tus relaciones habituales cualquier técnica que sea efectiva y, por si fuera poco, con toda seguridad, este juego derivará en un orgasmo de la mujer, lo que siempre es algo bueno.

VARIACIONES DEL JUEGO

Elige seis opciones que estén únicamente basadas en la estimulación del clítoris: por ejemplo, chupar el clítoris, lamerlo con la parte inferior de la lengua, soplar sobre él mientras se retira el capuchón del clítoris, frotarlo con un dedo, frotarlo con toda la mano y apretujarlo con dos dedos. O elige seis técnicas labiales, o incluso anales, si la mujer disfruta con esta actividad.

SUGERENCIA PICANTE

Existen numerosas formas de dar placer manualmente a una mujer. Prueba a utilizar la palma o todos los dedos para masajear los labios, o presionar la base de la mano contra la zona púbica de tu pareja, mientras ella se frota contra la mano. Déjala marcar el ritmo, hará que vuestras vidas sean mucho más fáciles.

Si presionas una mano contra el hueso púbico de la mujer, con la base de la mano descansando sobre sus ovarios, mientras la estimulas con los dedos, intensificarás su orgasmo. Y prueba a mecer la mano hacia delante y hacia detrás mientras lo haces; la piel se separará e indirectamente estimulará el clítoris.

Cuando tu pareja esté lo suficientemente excitada, quizás quieras penetrarla con los dedos o con un juguete sexual. Empieza lentamente, con sólo un dedo, uno cada vez, o sólo la punta del juguete: todo lo contrario a la creencia popular, las mujeres no quieren necesariamente que las llene algo grande. Añade solamente más dedos (o introduce más profundamente el vibrador) cuando resulte fácil y ella quiera que continúes. Cada mujer tiene sus propias preferencias respecto a cuántos dedos quiere dentro de ella. Pregunta a tu pareja si le gustarían más dedos y ve añadiéndolos a su voluntad. Varía la velocidad y el ritmo de los dedos dentro de ella, y combínalo con movimientos sobre su clítoris y con el jugueteo sobre sus pezones con tus dedos o tu lengua. Y no metas y saques únicamente. Experimenta diferentes movimientos, cruzar y descruzar dos dedos dentro de ella, o alternarlos «como un pistón». Un giro de muñeca puede añadir un toque delicioso.

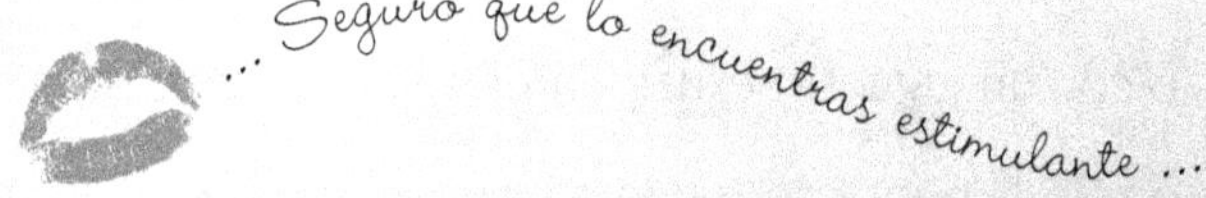

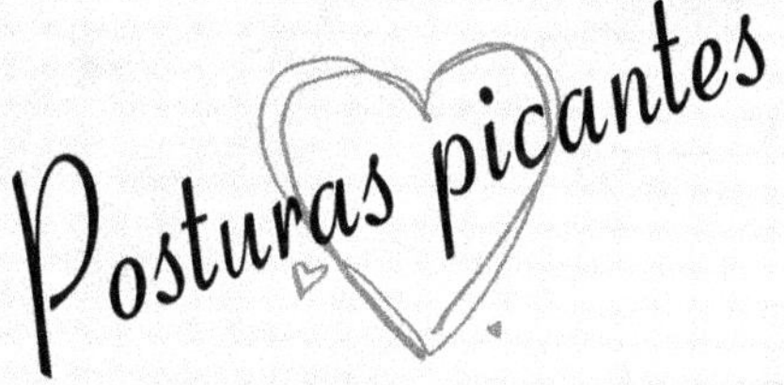

Posturas picantes

Existen cientos de posturas sexuales diferentes para probar; sin embargo, muy pocas parejas experimentan con ellas.

Estos juegos están diseñados para que penséis de forma creativa sobre las diversas formas en las que podéis hacer el amor, y para ayudaros a encontrar nuevas posturas que os encanten.

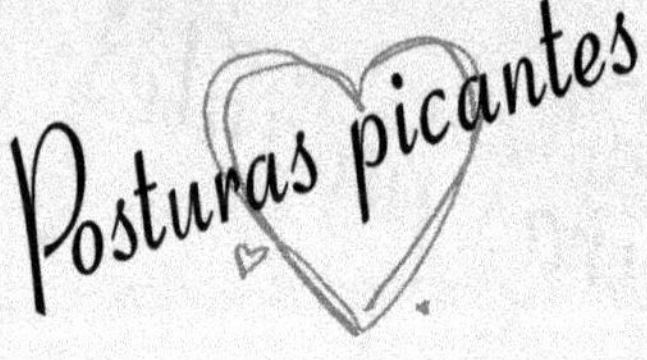

PUNTUACIÓN 3

Estatuas

Todo el mundo tiene su postura favorita, pero ¿sabe tu pareja cuál es la tuya? En este juego, le das una pista, ¿y si acierta? Bueno, la recompensa es continuar allí donde el juego acaba, por supuesto. Es una situación en la que siempre ganas.

PARA JUGAR

¿Recuerdas el juego «Estatuas», en el que tienes que mantenerte en una postura durante el máximo tiempo posible? Pues esta es una versión con un toque travieso. La mujer empieza escribiendo el nombre de una de sus posturas favoritas, pero manteniéndolo a escondidas de su pareja. Luego se coloca en la postura en la que estaría si estuviese probando esa postura sexual.

El hombre tiene que adivinar a qué postura sexual se refiere, y adoptar su lugar en la postura. Si acierta, podéis continuar el juego desde ese punto y pasar a practicar sexo en esa postura. Si no, tienes dos posibilidades: él debe cambiar su postura hasta que acierte a qué postura se refiere la mujer, o podéis practicar sexo con la postura que él ha adoptado. ¡No podéis perder!

La próxima vez que juguéis, le toca al hombre elegir su postura favorita, y a la mujer adivinar.

BENEFICIOS DEL JUEGO

Descubriréis lo bien que conocéis a vuestra pareja y aprenderéis cuál es la postura favorita del otro. Y nunca se sabe, tal vez descubráis nuevas posturas sexuales mientras intentáis adivinar.

VARIACIONES DEL JUEGO

Si creéis que sólo se puede jugar una o dos veces a este juego antes de agotar todas vuestras posturas sexuales, deberías experimentar algo más (véase «Sugerencia picante»). La verdad es que algunas posturas más atrevidas requieren un poco más de concentración que la del simple misionero; sin embargo, realmente merecen el esfuerzo. Simplemente tened cuidado si alguno tiene alguna lesión en la espalda. Si duele, parad.

SUGERENCIA PICANTE

Probad alguna de estas posturas para animar vuestra vida sexual.

La cadena. Si te gusta la estimulación del punto G, ¡encadenaos! En esta postura, la mujer se tiende boca arriba con las piernas abiertas, igual que lo haría para la postura del misionero. El hombre se tumba sobre ella pero con la cabeza mirando a los pies de ella, luego, baja de forma que sus pies queden a ambos lados de los hombros de la mujer y sus piernas queden sobre las caderas de ella.

La mujer abraza la espalda del hombre con sus piernas mientras él la penetra empujando hacia atrás. La mujer puede tirar de las caderas de él para una penetración más profunda. Sin embargo, ten cuidado. Este ángulo inusual no está hecho para todo el mundo, ¡y no querrás romperlo!

La grúa. Para amantes ágiles, la grúa es una postura fantástica. La mujer se coloca de pie frente al hombre, quien debería tener sus piernas un poco separadas para mantener el equilibrio (una pared también puede ser útil). La mujer colocará sus brazos sobre los hombros de él, mientras él la sujeta con las manos por la parte inferior de la espalda.

¡Y ahora lo más difícil! Ella levantará una pierna y la colocará sobre el hombro de su amante. Cuando él esté dentro de ella, la mujer elevará la pierna tan arriba como pueda en un corte vertical. Cuanto más pueda elevar la pantorrilla sobre su hombro, más profunda será la penetración.

La carretilla. ¿Quieres una actividad realmente lujuriosa? Haced la carretilla. Empezad con la postura del perrito. El hombre eleva las piernas de la mujer, como si se tratara de una carrera haciendo la carretilla, y la penetra. Ten en cuenta que la sangre irá a la cabeza de la mujer, por lo que ten cuidado y para si la cabeza le da vueltas; desmayarse durante el sexo no añade ninguna emoción al procedimiento.

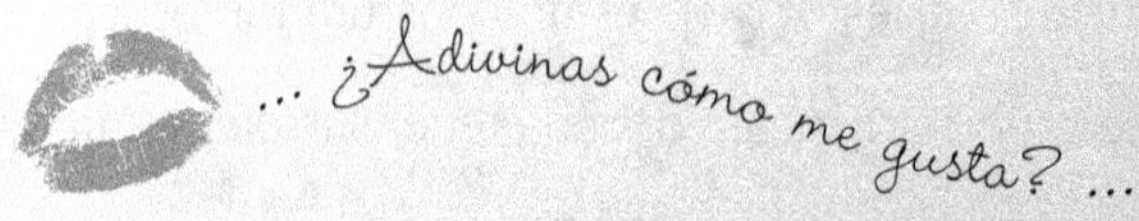

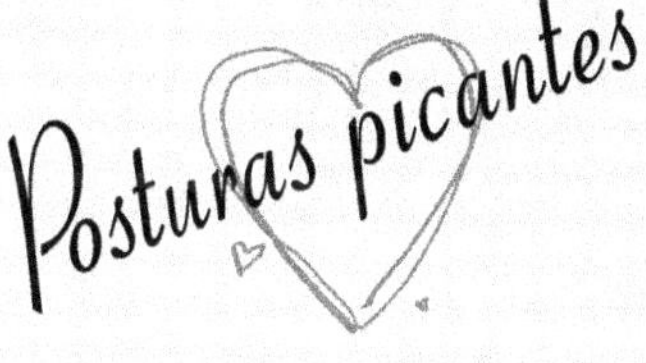

PUNTUACIÓN 4

Mobiliario divertido

El sexo no siempre tiene por qué tener lugar en la cama: añadir un toque excitante utilizando diferentes muebles puede ayudarte a alcanzar lo que el sexo en la cama no consigue. Ya sea hacer el amor sobre la lavadora durante el centrifugado, practicar sexo sobre la mesa de la cocina o sobre el sofá, seguro que os divertiréis experimentando.

PARA JUGAR

Empieza tirando el dado para elegir una de las siguientes opciones:

1 = sofá	4 = superficie de trabajo de la cocina
2 = lavadora	5 = silla
3 = mesa	6 = ducha

Ahora, entre los dos, pensad en las diferentes posturas sexuales que podéis hacer utilizando cada uno de los muebles. Por ejemplo, podrías inclinarte sobre el brazo del sofá, o la mujer podría sentarse encima mientras el hombre se arrodilla entre sus piernas. Podrías sentarte en la lavadora o inclinarte sobre ella, reclinarte sobre la mesa de la cocina o tumbarte sobre ella con las piernas colgando, y sentarte en la superficie de trabajo de la cocina o tumbarte con las piernas elevadas…

Sed creativos en lugar de ir a lo obvio. Luego, ¡probadlo! Si con la primera postura no dais en el blanco, cambiad a otra de vuestra lista. Y si continúa sin funcionar, volved a tirar el dado para cambiar de mueble.

BENEFICIOS DEL JUEGO

Al utilizar el mobiliario estáis inyectando variedad en vuestras relaciones, lo que ayudará a que las cosas sigan frescas. Además, descubriréis que los diferentes muebles hacen que algunas posturas resulten más fáciles: por ejemplo, la postura del perrito sobre el borde del sofá puede facilitar la penetración profunda porque la mujer tiene algo a lo que agarrarse.

VARIACIONES DEL JUEGO

Haced una lista con todos los muebles de vuestra casa y tirad el dado para elegir uno entre esa lista. O hacedlo más complicado y elaborad una lista con seis posturas para cada mueble en vuestra casa y luego id probándolas todas. ¡Simplemente aseguraos de que no dejáis ninguna mancha permanente!

SUGERENCIA PICANTE

Ahora podéis comprar muebles que están diseñados específicamente para mejorar el sexo. *«Loving Angles» sex furniture* (www.loving-angles.com) es una colección de piezas de diferentes formas de espuma dura que tienen una apariencia lo suficientemente inocente como para ser utilizadas como muebles normales pero que esconden un secreto excitante. Las cuñas grandes se pueden colocar debajo de las caderas para elevarlas y ayudar a que la penetración sea más profunda, mientras que los cubos se mecen de lado a lado, ayudando al movimiento de vaivén del hombre. Las cuñas más pequeñas se pueden colocar debajo del cuello para hacer que el sexo oral sea más fácil de practicar.

Te puedes poner más traviesa todavía si experimentas con muebles *bondage*: puedes encontrar de todo, desde camas con lazos diseñados especialmente para colocar cuerdas y esposas, a asientos con agujeros para que la mujer se siente mientras el hombre le practica sexo oral.

Incluso si crees que es excesivo para ti, el hecho de navegar por algunos sitios de Internet que ofrecen muebles estimulará una conversación erótica entre los dos, y podría conduciros a una noche de sexo dirigido por una fantasía caliente.

Pero si todo esto te resulta excesivo, puedes decantarte por un enfoque más inocente. Simplemente designa un mueble de tu casa como «el lugar del sexo» (podría ser una silla o la mesa de la cocina). Haced el amor allí alguna vez, como alternativa a la cama. Ninguno de los dos podrá evitar sonreír cuando vea a un amigo sentado inocentemente en esa silla una semana después. Tener un secreto erótico es una buena manera de estrechar los vínculos con tu pareja: refuerza el hecho de que tenéis algo especial que sólo los dos compartís.

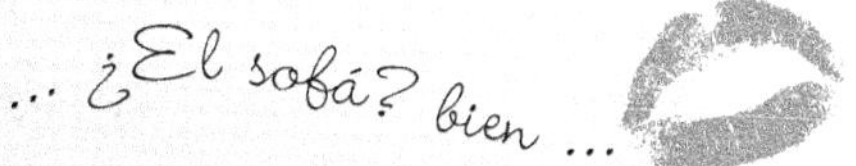

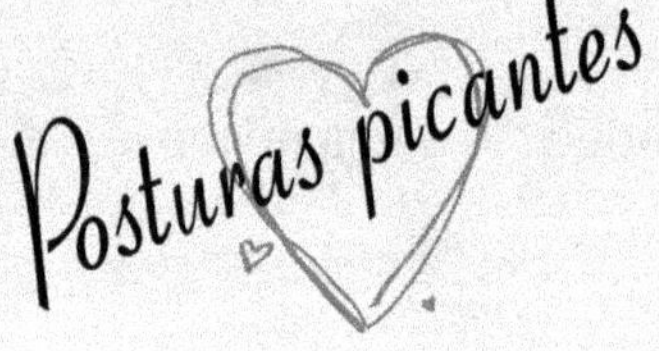

PUNTUACIÓN 5

Cluedo excitante

La mayoría de las parejas hacen siempre el amor en el mismo lugar: la cama, con mucha frecuencia. Al llevar las cosas fuera de la habitación, introduciréis variedad a vuestra vida sexual, lo que os ayudará a mantener las emociones frescas. Simplemente, asegúrate de que las cortinas están corridas…

PARA JUGAR

¿Recuerdas el juego del Cluedo? Esta es una versión picante.

Si tienes el juego en casa, cambia todos los nombres de las habitaciones del juego por las habitaciones de vuestra casa (y si no lo tienes, para aquí mismo y ve a «Variaciones del juego»). La «Biblioteca» puede convertirse en la cocina, la «Sala de baile» puede ser vuestra habitación, la «Sala de billar», el baño, etcétera. A continuación, decidid cuál de vuestros juguetes eróticos favoritos va a representar cada arma del asesinato. Por ejemplo, el revólver puede ser un conjunto de bolas del amor; el candelabro, una vela; la cuerda, un pañuelo de seda, y el cuchillo, un vibrador. Elige únicamente juguetes que tengas en casa, en caso contrario no será posible el premio al final del juego.

Ahora, jugad al juego según las reglas, disfrutando de la perspectiva de esperar el premio. Y el premio, por supuesto, es que cuando se descubra el crimen, ambos lleváis a cabo la alternativa erótica en casa utilizando los objetos eróticos representados por las armas del asesinato.

BENEFICIOS DEL JUEGO

Conseguirá que habléis abiertamente de diferentes actos sexuales y lugares en los que en teoría podrían llevarse a cabo. Y quién sabe, tal vez os dé algunas ideas sobre la yuxtaposición de las habitaciones, accesorios y actos del juego, y, lo mejor de todo, es que lo representaréis.

VARIACIONES DEL JUEGO

Si no tienes el Cluedo, simplemente escribe (en diferentes trozos de papel) seis accesorios eróticos que tengas en casa, seis actos sexuales diferentes y seis habitaciones (si no tienes seis habitaciones, especifica el mueble de la habitación que se utilizará en el acto, por ejemplo, la cama o la ducha). Elige una de cada opción y, sin mirarlas, escóndelas.

Divide los trozos de papel restantes entre los dos. Luego, adivinad qué acto es, en qué habitación y con qué accesorio. Por turnos, haceros preguntas sobre los trozos de papel que tenéis: por ejemplo: «¿Se trata de practicar la postura del misionero, con un consolador, en el dormitorio?». Si tu pareja tiene alguno de los actos que has dicho en sus papeles, sabrá que has fallado, como mínimo, una parte de la respuesta. Al ir haciéndoos preguntas, podréis adivinar cuál es el acto a través de un proceso de eliminación.

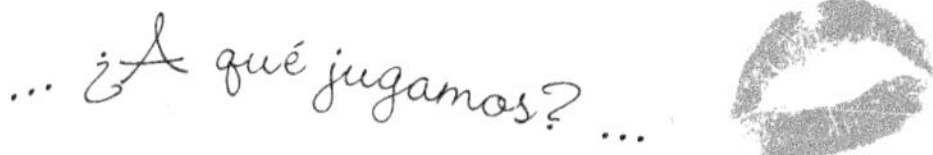

SUGERENCIA PICANTE

Muchos juegos de mesa se pueden adaptar y darles un giro erótico si tienes un poco de imaginación: con el Monopoly, el dinero que ganas se puede invertir en favores sexuales en lugar de comprar hoteles; con Operación, besa la parte del cuerpo que toque cada vez que disparas una alarma. El Scrabble de palabras «verdes» es una alternativa divertida al habitual (deletrea las cosas que te gustaría que te pasaran). ¿Y con el Tozudo? Bien, siempre podrías practicar sexo a lo «vaquera», es decir, ¡con la mujer encima!

Crea una colección de objetos eróticos que se puedan utilizar para dar un giro erótico a los juegos convencionales: plumas, vendas y juguetes sexuales son un buen comienzo.

Introduce alternativas eróticas a los juegos de mesa en tu armario, y pronto desearás pasar las tardes de lluvia de domingo juntos...

Posturas picantes

PUNTUACIÓN 6

Sentados, de pie, tumbados

Muchas parejas hacen el amor en sólo tres posturas diferentes: misionero, mujer encima y perrito. Lo que puede llevar a que el tedio sexual se instaure. Este juego os ayudará a encontrar nuevas posturas. Y quién sabe, a lo mejor descubrís estimular zonas nuevas y sensaciones diferentes...

PARA JUGAR

Empieza tirando el dado para elegir una de las siguientes opciones:

1-2 = sentados

3-4 = de pie

5-6 = tumbados

Ahora, en función de lo que hayas sacado, elige una postura sexual que implique que al menos uno de los dos esté sentado, de pie o tumbado. Por ejemplo, si sacas un 1 o un 2, podrías probar el «siéntate y gira» (el hombre sentado en la lavadora y la mujer sentada en su regazo), «sentado a horcajadas» (el hombre en una silla y la mujer a horcajadas), o «reina por una noche» (el hombre en una silla y la mujer sentada a horcajadas con las piernas sobre los hombros de él).

Si sacas un 3 o un 4, prueba «la grúa» (véase página 255), «escalera hacia el cielo» (la mujer un escalón por encima del hombre, y el hombre la penetra) o «la guía telefónica» (la mujer sobre una guía telefónica, el hombre la penetra).

Y si sacas un 5 o un 6, prueba el clásico misionero, el trasero elevado (el misionero con el hombre levantando las nalgas de la mujer) o sobre el borde (la mujer tumbada con las piernas sobre el borde de la cama, el hombre entre ellas).

BENEFICIOS DEL JUEGO

Este juego os anima a saliros de la norma; después de todo, el sexo suele tener lugar en la cama. Al explorar posiciones sentadas y de pie, abriréis vuestra vida sexual a más opciones.

VARIACIONES DEL JUEGO

Compra el Kama Sutra u otro manual de sexo y elige seis posturas diferentes para cada tipo (sentados, de pie y tumbados), luego tira el dado para elegir una y probarla.

SUGERENCIA PICANTE

¿No se te ocurre nada? Aquí tienes una postura de cada tipo para elegir:

Perrito de pie. Perfecta para uno rápido en esta postura, la mujer se dobla por la cintura y se apoya contra la pared, mientras el hombre la penetra por detrás. La penetración es profunda, lo que la hace perfecta para estimular el punto G, y el hombre tiene libertad suficiente para acariciar los pechos, el clítoris y el resto del cuerpo de la mujer.

Sentados de lado. El hombre se sienta en una silla y la mujer se sienta de lado con las piernas en el suelo, o si es un sillón, sobre el lado de la silla. Luego utiliza bien sus manos o sus piernas para controlar los empujones. Esto estimula la parte inferior del pene, en concreto la cresta coronal y el frenillo, por lo que proporciona al hombre una sensación doble, y también ofrece un ángulo de acercamiento diferente. Esta postura es perfecta si el hombre está muy bien dotado, ya que controla el nivel de penetración.

Ángulo recto. La mujer se tumba boca arriba, con una pierna recta y la otra elevada tan arriba como pueda, intentando que descanse sobre el hombro de su pareja. El hombre se arrodilla entre sus muslos y la penetra. Cuanto más arriba esté la pierna de la mujer, más profunda será la penetración, ya que alarga la vagina, siendo esta una buena postura para la estimulación del punto G. El hombre también puede acariciar fácilmente los pechos, el torso y el clítoris de la mujer. Esta postura hace también que los hombres menos dotados parezcan más grandes, ya que «estrecha» la vagina y proporciona una penetración profunda.

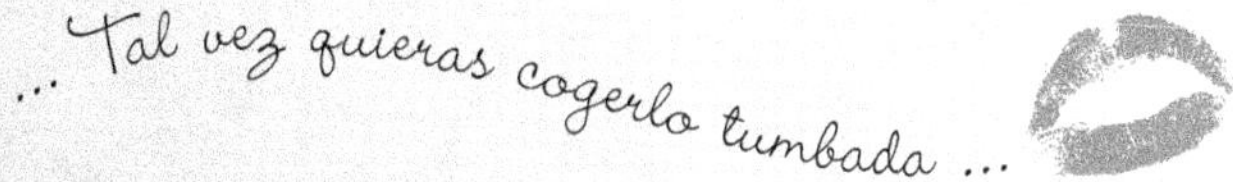

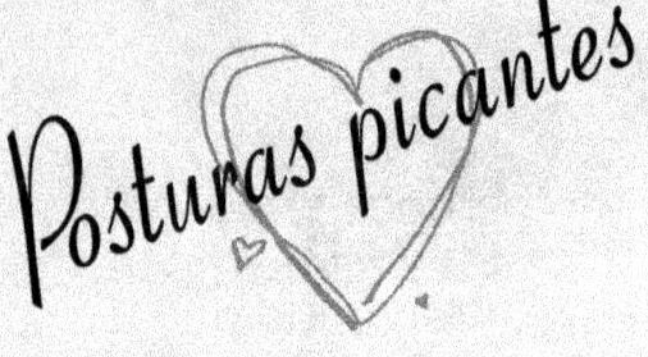

PUNTUACIÓN 7

Estimulando el G

El punto G es algo polémico: algunos científicos afirman que es un mito, pero muchas mujeres mantienen un punto de vista contrario y creen que complementa su placer enormemente. Este juego te ayuda a descubrir si estimular el punto G durante el sexo le funciona a tu pareja o no.

PARA JUGAR

Empieza intentando encontrar el punto G manualmente (véase «Sugerencia picante»). Una vez que lo hayas identificado, tira el dado para elegir una de estas opciones:

1 = perrito

2 = perrito de pie

3 = trasero elevado (el misionero con el hombre elevando las nalgas de la mujer)

4 = en el borde (la mujer tumbada con las piernas sobre el borde de la cama, el hombre de pie entre ellas)

5 = la carretilla (la mujer sobre sus manos, el hombre detrás, de pie, sujetando las piernas de ella y penetrándola)

6 = mujer encima

Ahora haced el amor en la postura indicada por el dado. Todas proporcionan una penetración profunda. (La estimulación del punto G puede hacer que algunas mujeres tengan ganas de orinar).

BENEFICIOS DEL JUEGO

Los orgasmos pueden ser intensos. La estimulación del punto G también puede conducir a la eyaculación femenina en algunas mujeres, en la que un fluido parecido al fluido de la próstata (del que el semen forma parte parcialmente) sale. No te preocupes si esto sucede, no tiene nada que ver con la orina y es natural. Algunas mujeres creen que mejora la experiencia, algunas se sienten perturbadas por ello y otras descubren que ¡simplemente deja una mancha más grande y húmeda!

VARIACIONES DEL JUEGO

Compra un juguete sexual estimulador del punto G y prueba a utilizarlo con tu chica en diferentes posturas para ver con cuál es más fácil de encontrar.

SUGERENCIA PICANTE

El punto G está ubicado en la pared superior de la vagina, y se cree que aumenta el placer sexual en la mujer. Para encontrarlo, introduce un dedo o dos en la vagina y presiona con relativa firmeza en la pared de encima (hacia el área púbica y no hacia el trasero). Debería haber una masa esponjosa situada un tercio hacia arriba de la pared superior de la vagina, que hace que la mujer sienta cosquilleos cuando se toca. Si el hombre no lo encuentra al principio, debería seguir moviendo su(s) dedo(s) hacia arriba un centímetro aproximadamente cada vez. No te preocupes si lleva un tiempo. El punto G puede ser escurridizo.

Si encuentras el punto G y te sientes ambicioso, puedes continuar y buscar el punto A. Fue descubierto en 1996 por científicos que investigaban la sequedad vaginal, el fórnix anterior, o punto A, es el primo menos conocido del punto G; una vez lo encuentres ¡te sorprenderás por haberlo ignorado durante tanto tiempo!

Aunque el punto A se estimula mejor a través del sexo, haz que tu pareja lo busque con los dedos en primer lugar, para hacerse una idea de hacia dónde debe apuntar.

Debería notar el punto G y luego continuar hacia el cuello del útero, que es redondo. A continuación, debe mover los dedos hacia atrás, a mitad de camino entre los dos puntos. Allí está el punto A.

Si da en el clavo, las mujeres a menudo experimentan fuertes contracciones, que parecen que estuvieran intentando empujar fuera a su pareja. Si esto sucede, lo siguiente que debe hacerse es empujar más fuerte. Parece raro, pero cuanto más fuerte sea el empujón contra el punto A, mejor será el orgasmo (aunque, obviamente, si duele, ¡no lo hagas!).

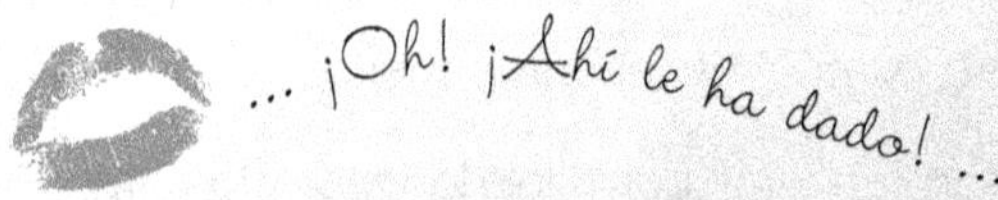

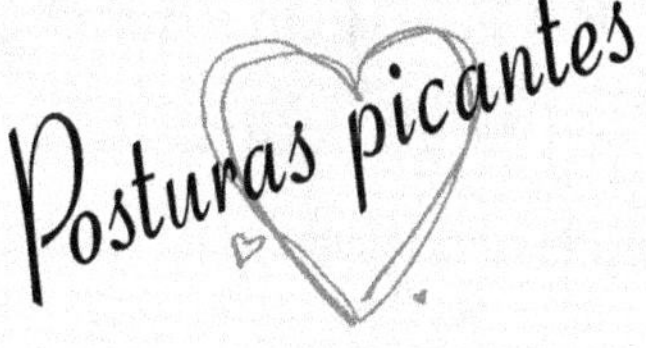

PUNTUACIÓN 8

El tamaño importa

Las posturas diferentes tienen beneficios diferentes: pueden hacer que el hombre parezca más grande o más pequeño, que una mujer parezca más estrecha o más ancha. Este juego te muestra el impacto que puede producir un cambio en la postura, y te enseña trucos que puedes incorporar a tus relaciones para que sean mejores para ambos.

PARA JUGAR

Empezad haciendo el amor con vuestra postura sexual favorita. Luego, mientras seguís practicando sexo, tirad el dado y variad lo que estáis haciendo en función de la tirada:

1 = la mujer aprieta más las piernas

2 = la mujer abre más las piernas

3 = la mujer levanta la pierna izquierda

4 = la mujer levanta la pierna derecha

5 = la mujer contrae los músculos de Kegel (vaginales)

6 = la mujer se coloca una almohada debajo de las caderas

Prestad atención a la sensación y observad la diferencia: ¿la penetración parece más profunda o más superficial? ¿El pene del hombre parece más grande o más pequeño? ¿La vagina de la mujer parece más estrecha o hay menos fricción? Al prestar atención, sabréis cómo variar las posturas sexuales en el futuro, según queráis más o menos sensación de cualquier tipo.

Si alguna cosa no parece dar ningún beneficio, volved a tirar el dado y seguid las instrucciones: al fin y al cabo, no a todo el mundo le funcionan las mismas cosas.

BENEFICIOS DEL JUEGO

Algunas veces, sólo hace falta un pequeño toque para convertir una buena postura sexual en una fantástica. Este juego os enseña algunos de los trucos más frecuentes. También os ayuda a mantener el deseo, ya que experimentáis con cosas nuevas juntos.

VARIACIONES DEL JUEGO

Cambiad las opciones del dado. Existen cientos de pequeñas cosas que se pueden cambiar de las posturas sexuales, así que experimentad.

SUGERENCIA PICANTE

Algunas posturas hacen que el hombre parezca más grande. Dos buenas son:

Misionero intensificado. La mujer se tiende boca arriba con las piernas abiertas y las rodillas flexionadas. El hombre se tumba encima. Cuando la ha penetrado, la mujer coloca sus pies sobre los muslos o nalgas de él. Él no tendrá mucho control sobre el vaivén, como en la postura tradicional del misionero, pero la penetración es mucho más profunda si la mujer dobla las piernas. Cuanto más arriba del cuerpo del hombre coloque sus pies, más profundidad conseguirá él.

En el borde. La mujer se tiende boca arriba, con las piernas y los muslos colgando sobre el borde de una cama u otra superficie, y abre las piernas, dejando que una descanse en el suelo. El hombre se tumba encima, con una pierna en el suelo y la otra arrodillada sobre la cama. La mujer entonces le abraza por la cintura con la pierna que no toca el suelo. Esto hace la penetración más profunda.

Otras posturas harán que el hombre parezca más pequeño. Dos buenas son:

TAC (Técnica de Alineamiento Coital) inverso. La mujer se coloca encima, introduciéndose tanto pene del hombre como le sea cómodo, y gradualmente se mueve hasta que esté tumbada directamente sobre él. Los dos deberéis meceros y mover en círculos vuestras caderas. Esto estimula el clítoris de la mujer y el área púbica. Si la mujer cierra las piernas añadirá intensidad para ambos; sin embargo, el ángulo significa que él no podrá introducir hasta el último centímetro.

Perrito tumbado. En lugar de arrodillarse a cuatro patas, la mujer se tumba en la cama con el hombre detrás de ella. Él puede introducirse fácilmente, pero la penetración es más superficial que con el perrito tradicional, por lo que la mujer lo encontrará más fácil de manejar.

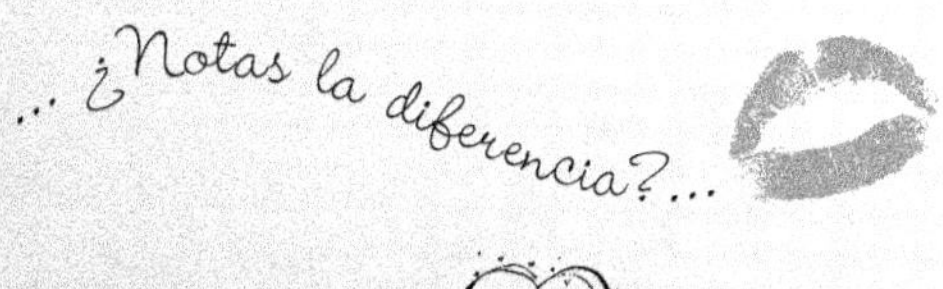

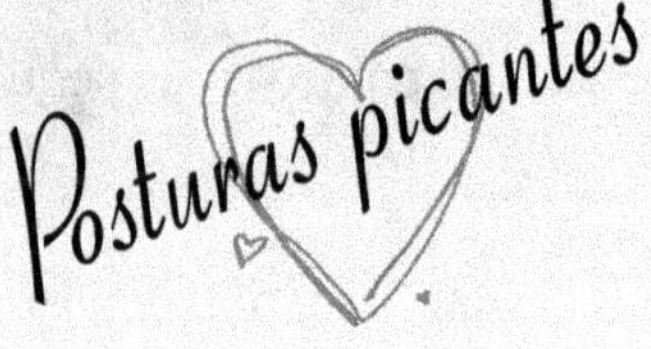

PUNTUACIÓN 9

Tengo el control

A veces, el cambio más pequeño puede provocar una diferencia enorme, en cuanto al sexo se refiere. En este juego, por turnos, tomáis el control y variáis la postura en la que estáis para daros el máximo placer. Algunas veces está bien ser egoísta.

PARA JUGAR

Tira el dado para decidir quién está al mando: si es un número impar, le toca a la mujer, si es par, al hombre.

Ahora colocaos en vuestra postura favorita, pero en lugar de empezar a practicar sexo, cuando el hombre se haya introducido en la mujer, los dos os relajáis. La persona que esté al mando mueve a su pareja hacia la postura ideal: tal vez, el hombre levante la pierna de la mujer para conseguir una penetración más profunda, o puede que la mujer empuje el cuerpo del hombre hacia abajo para conseguir una mayor estimulación del clítoris.

La persona «sumisa» debería moverse tal y como le indica la persona al mando. Cuando esta última decida que su pareja está en la posición perfecta, empezad a hacer el amor.

Si volvéis a la forma tradicional en la que practicáis sexo, la persona «dominante» debería mover a su pareja de nuevo a la posición que *le proporciona más estimulación*.

BENEFICIOS DEL JUEGO

Ambos aprenderéis nuevas formas de estimular a vuestra pareja durante el sexo. Podéis utilizar este conocimiento para mejorar el sexo cada vez que lo practiquéis.

VARIACIONES DEL JUEGO

Tira un dado para elegir la postura inicial y luego seguid las reglas igual que antes:

1 = misionero
4 = vaquera al revés
2 = perrito
5 = cuchara
3 = mujer encima
6 = sexo de pie

Jugad a este juego con regularidad, desde varias posturas iniciales, y con cada uno de vosotros al mando por turnos. En poco tiempo, habréis perfeccionado todas las posturas sexuales de vuestro repertorio.

SUGERENCIA PICANTE

No importa en qué postura practiquéis sexo, algunos aspectos harán cualquier encuentro sexual mejor.

Para empezar, confía en ti misma. No hay necesidad de preocuparse por la celulitis, barriga o cualquier otro rasgo del que te sientas menos orgullosa. Si alguien ha decidido que quiere desnudarse y hacerte el amor, estará muy concentrado en ese momento como para pensar en otra cosa que no sea: «Guau, alguien que me gusta está desnuda junto a mí». Deléitate en estar desnudos juntos, y ambos lo disfrutaréis más.

No te dé apuro pedir lo que quieres. Si no pides, no consigues; di lo que quieres y tu pareja quedará impresionada por tu confianza sexual. Aún mejor, debería sentirse más que contento de hacerte el favor. Si no te sientes cómoda diciendo obscenidades, dilo con gemidos. Retuércete mientras te hace lo que te gusta, y gime cuando dé en el clavo. Fingir un orgasmo no es recomendable, pero un poco de exageración nunca hace daño.

Nunca subestimes el acicalamiento. Las mujeres generalmente no se sentirán tentadas a mantener relaciones si saben que acabarán con rozaduras por culpa de la barba, así que aféitate antes de ponerte romántico. Y la gran mayoría de chicos todavía se acaloran si vislumbran un par de medias. Invierte en lencería sexi: bragas rojas o negras con ligueros a conjunto suele funcionar, igual que las medias o incluso bragas blancas sencillas.

No hay un gran misterio del sexo. Si lo disfrutas, y no tienes vergüenza de mostrar lo que haces, entonces pasaréis un rato fabuloso juntos.

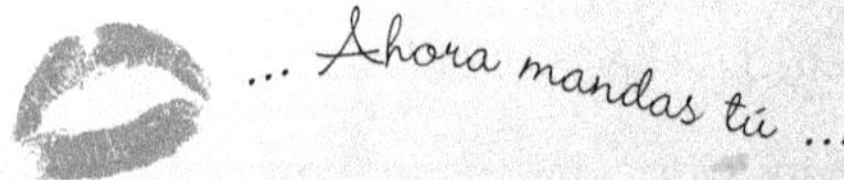

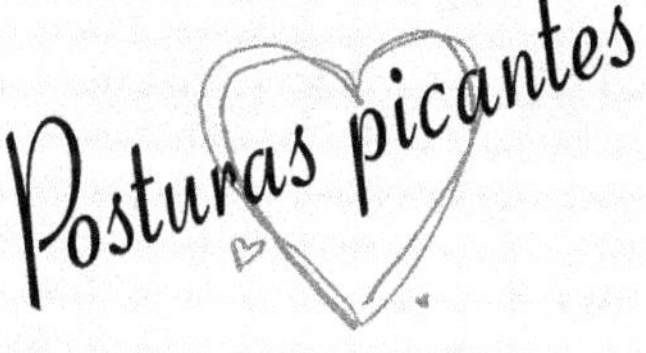

PUNTUACIÓN 10

Ahora sé creativa

Idear vuestras propias posturas sexuales personalizadas puede ser una gran manera de construir lazos entre la pareja.

¿No es más íntimo tener «nuestra postura» que «nuestra canción»? Este juego te ayuda a elaborar una postura entre ambos que toque todas las teclas.

PARA JUGAR

Tira un dado para elegir una de estas posturas iniciales:

1 = misionero 4 = chica vaquera al revés

2 = perrito 5 = cuchara

3 = mujer encima 6 = de pie contra la pared

Escríbela, seguida de las palabras «luego añade», y pasa el papel a tu pareja. Ella escribe un complemento para la postura: por ejemplo, si sacas un 1, que indica «misionero», tu pareja podría añadir «con la pierna izquierda levantada». Después escribirá las palabras «luego añade» y te devolverá el papel. Tú escribes otro complemento, por ejemplo: «con la mano acariciando la parte inferior de la espalda», etcétera. Por turnos, id añadiendo elementos a la postura hasta que os quedéis sin ideas. Luego llevadla a cabo y comprobad lo buena que es la postura que habéis creado.

BENEFICIOS DEL JUEGO

Al animarte a pensar en complementos creativos para tus posturas sexuales usuales, este juego te ayudará a ser creativa cuando practiques sexo, tanto si juegas a esto como si no.

También aprenderás sobre los movimientos que puedes hacer durante el sexo que mejoren la experiencia para ambos, por ejemplo: si la mujer levanta la pierna, no sólo provocará que la penetración sea más profunda, también conseguirá que para el hombre sea más fácil alcanzar el punto G.

VARIACIONES DEL JUEGO

En lugar de empezar con una postura sexual, empezad con un juego preliminar. Haced una lista de seis opciones: por ejemplo, cunnilingus, felación, estimulación manual, dedos, juguetear con los pechos o masaje. Tirad un dado para seleccionar uno; luego, por turnos, añadid movimientos al acto elegido.

SUGERENCIA PICANTE

No pienses sólo en mover las partes del cuerpo cuando hagas tus complementos creativos: también puede ser divertido incorporar accesorios. Por ejemplo, durante la postura del perrito, tal vez os parezca erótico incluir algún *bondage* suave, como atar los brazos a la cabecera de la cama (N.B.: Hazlo sólo con alguien a quien conozcas muy bien).

Durante la postura del misionero, tal vez te parezca sexi verter lubricante sobre el torso y resbalar uno sobre el otro hasta alcanzar el clímax juntos.

En la vaquera al revés (la mujer encima, mirando los pies del hombre), puedes añadir un vibrador a la ecuación para una penetración doble (se aplican las reglas del sexo anal habituales). Y mientras estáis en la postura de las cucharas, añade un poco de inmoralidad bebiendo sorbos de champán o alimentando los mordiscos mientras lo hacéis.

Utiliza tu imaginación e intenta que se impliquen los cinco sentidos en tus relaciones: intensificará la experiencia.

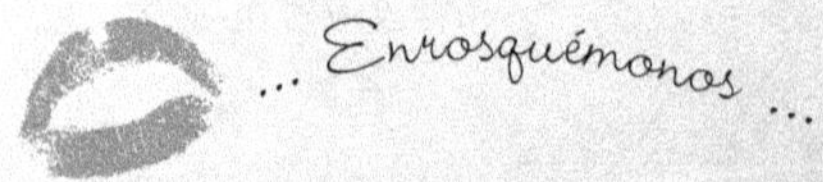

Posturas picantes

PUNTUACIÓN 11

¡A cambiar!

Algunas de las mejores experiencias sexuales pueden surgir por casualidad. En este juego, permites que la casualidad entre en vuestros juegos sexuales al cambiar de una postura a otra tirando un dado. Simplemente tened cuidado de no romperos la espalda…

PARA JUGAR

Tira el dado para elegir una de las siguientes posturas iniciales:

1 = misionero	4 = vaquera al revés
2 = perrito	5 = cuchara
3 = mujer encima	6 = de pie contra la pared

A continuación, poned un temporizador durante 1 minuto, colocaos en esa postura y empezad a practicar sexo. Cuando se dispare el temporizador, volved a tirar el dado para elegir una de las siguientes opciones, pero mientras lo hacéis no perdáis el contacto entre los dos:

1 = perrito	4 = cuchara
2 = misionero	5 = vaquera al revés
3 = de pie contra la pared	6 = mujer encima

El objetivo del juego es que cambiéis de la primera postura a la segunda sin perder el contacto en ningún punto. Tal vez os lleve tiempo: al fin y al cabo, no queréis romper nada; sin embargo, os sorprenderéis de lo que es posible hacer si os tomáis las cosas con calma.

Cuando hayáis conseguido pasar de la primera postura a la segunda, volved a poner el temporizador otro minuto, y practicad sexo hasta que se dispare la alarma. Luego tirad el dado una tercera vez para elegir una de las siguientes opciones:

1 = de pie contra la pared
2 = cuchara
3 = perrito
4 = misionero
5 = mujer encima
6 = vaquera al revés

Cambiad a esa postura, de nuevo, sin perder el contacto. Cuando logréis la tercera postura, podéis practicar sexo como siempre (¡sin temporizador!). Pero aseguraos de recordar todas las posturas interesantes que habéis encontrado mientras intentabais llegar hasta allí…

BENEFICIOS DEL JUEGO

Muchas veces, una relación sexual genial sucede en el calor del momento, y puedes descubrir nuevas sensaciones simplemente tirando un dado y divirtiéndote. Este juego utiliza la naturaleza aleatoria del dado para estimular la diversión retozando.

VARIACIONES DEL JUEGO

Compra un manual de sexo o un texto antiguo como el *Kama Sutra* y haz tu propia lista de posturas sexuales entre las que elegir. Pon el temporizador a 5 minutos en lugar de 1 si el hombre tiene mucho aguante, y ponlo a 30 segundos si él alcanza el clímax rápidamente.

También podéis parar a mitad de camino mientras intentáis llegar a la segunda (o tercera) postura, si encontráis una que realmente os estimula a ambos. Después de todo, de eso trata el sexo.

SUGERENCIA PICANTE

Reírse en el dormitorio es una buena forma de mantener saludable vuestra vida sexual, y retozar mientras cambiáis de una postura a otra, como sucede con este juego, os ayudará a mantener el sentido de la diversión en marcha.

Las peleas de cosquillas son otro modo de entretenimiento para acabar en cualquier postura comprometida. Utiliza los dedos o incluso una pluma; el perdedor, por supuesto, debe pagar una multa sexual. Si uno de los dos tiene más cosquillas que el otro, simplemente significa que tendrás que buscar más.

O prueba a hacerle pedorretas en el estómago, bailar juntos de forma erótica en la habitación, o incluso a vestiros con la ropa interior del otro para añadir más diversión a lo que estéis haciendo. Tal vez te sientas tonta, pero las parejas que son capaces de reírse juntas suelen tener relaciones más duraderas, y quién sabe, podrías descubrir una sensación nueva y excitante al mismo tiempo.

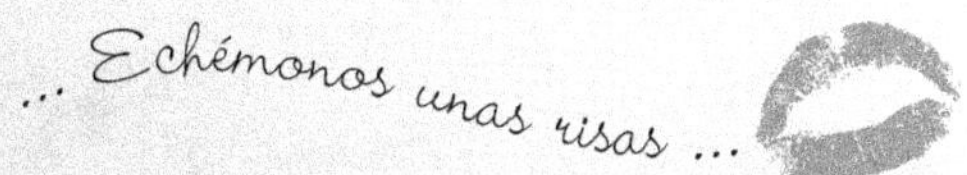

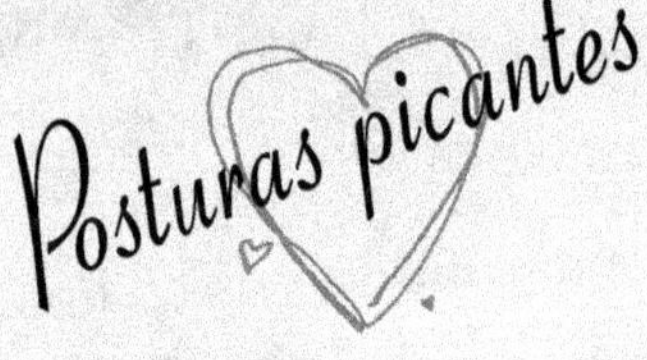

PUNTUACIÓN 12

Pictionary obsceno

Hablar sobre vuestras posturas favoritas os ayudará a aprender más sobre lo que enciende a vuestra pareja, pero puede resultaros difícil. Este juego introduce un elemento divertido para hacer que la conversación sea más fácil. Sólo aseguraos de utilizar lo que habéis aprendido cuando el juego acabe.

PARA JUGAR

Para este juego, necesitaréis dos libretas, un bolígrafo y un temporizador.

Empezad tirando el dado para determinar quién empieza primero: si es un número impar, empieza el hombre, y si es par, la mujer.

La persona que empieza anota su postura sexual favorita en un papel, sin que su pareja lo vea, lo dobla por la mitad y lo pone a un lado. Este paso es para evitar trampas. Luego pone en marcha el temporizador y empieza a dibujar su postura sexual favorita. Su pareja debe adivinar qué postura es antes de un minuto. Si la acierta, se anota un punto, que más tarde se canjeará por favores sexuales.

Cuando se acaba el tiempo, la otra persona dibuja su postura sexual favorita para que la adivine su pareja. Seguid por turnos hasta que los dos hayáis escrito vuestras cinco posturas favoritas, y así tengáis diez posturas sexuales entre las que elegir para la noche. La persona con la puntuación más alta elige la postura.

BENEFICIOS DEL JUEGO

Aprenderéis las posturas sexuales favoritas del otro de forma divertida y no amenazadora.

VARIACIONES DEL JUEGO

En lugar de dibujar una postura, dibuja otro tipo de acto sexual: sexo oral, sexo manual o incluso algún tipo de fantasía o fetiche. Ten en cuenta que deberás poner en práctica todas tus habilidades artísticas si dibujas una fantasía al estilo de «el posadero y la moza lasciva».

SUGERENCIA PICANTE

Es frecuente que las parejas tengan diferentes posturas sexuales favoritas. Si este es vuestro caso, es decir, que al hombre le encante la mujer encima, mientras que la mujer prefiera la postura del perrito, la única respuesta es compromiso. No dejes que la persona dominante siempre insista en su postura favorita, ya que esto puede hacer que ambos tengáis la libido reducida (para uno porque practica sexo en una postura que no le acaba de gustar, y para el otro porque su pareja nunca se muestra entusiasta con el sexo).

Averiguad si hay una postura que, aunque no sea la número uno para ninguno, sea una con la que ambos disfrutáis. O, por turnos, practicad sexo en la postura favorita del otro, y pensad si hay alguna forma en la que se pueda mejorar para ti. Por ejemplo, la masturbación durante el sexo puede facilitar a una mujer el orgasmo. Al trabajar juntos, tendréis el mejor sexo.

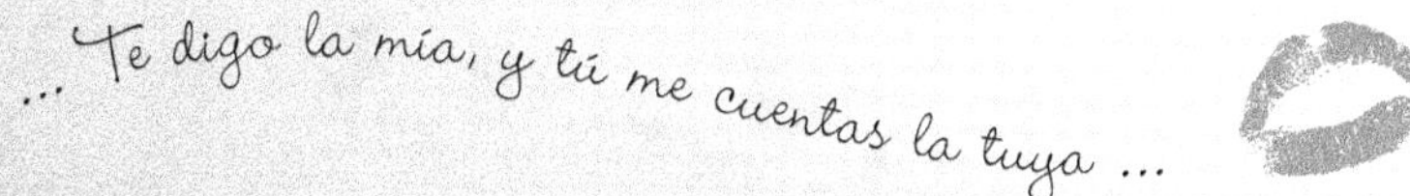

PUNTUACIÓN 13

Viceversa

Es fácil caer en tu propia postura favorita durante el sexo, siempre tumbándote y dejando que sea tu pareja quien haga todo el trabajo, o queriendo estar encima todo el rato.

Al romper tus hábitos, puedes inyectar una dosis de pasión en tu vida sexual, que es algo realmente bueno.

PARA JUGAR

Empieza anotando la posición en la que más te gusta estar cuando practicas sexo: por ejemplo, tumbarte boca arriba, arrodillarte o tumbarte de costado. Tu pareja tiene que hacer lo mismo.

A continuación, los dos os intercambiáis los papeles y adoptáis la posición que ha escrito vuestra pareja. Luego, viene la parte potencialmente difícil. Entre los dos, imaginad una postura sexual que se acomode a las dos posiciones anotadas.

Por ejemplo, si los dos habéis escrito «tumbarse boca arriba», la mujer podría tumbarse boca arriba encima de su pareja, mientras él se introduce en ella. Si la mujer ha escrito «arrodillarse», y el hombre ha escrito «tumbarse», entonces el hombre podría arrodillarse mientras la mujer se tumba boca arriba en la cama y el hombre le levanta las caderas para penetrarla. Y si la mujer ha escrito «sentada» y el hombre ha escrito «arrodillarse», el hombre se puede sentar con la mujer a horcajadas mientras ella se arrodilla (no olvides que intercambiáis los papeles y adoptáis la posición de vuestra pareja).

BENEFICIOS DEL JUEGO

Al adoptar la posición favorita del otro, saldréis de cualquier rutina en la que hayáis podido caer. Este juego también anima a pensar de forma más creativa sobre las posturas sexuales que adoptáis.

VARIACIONES DEL JUEGO

No intercambiéis los papeles. En su lugar, ambos os colocaréis en vuestra posición favorita; imaginad una forma de incorporarla a una postura sexual que os guste a los dos.

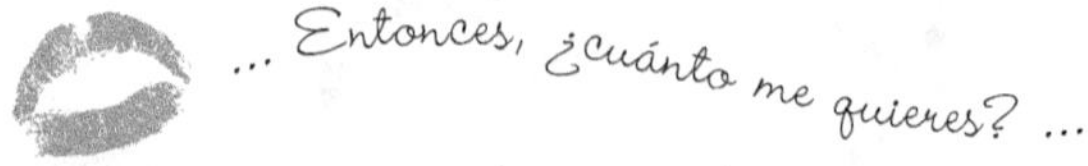

SUGERENCIA PICANTE

Algunas posturas pueden ser bastante difíciles de lograr si tú y tu pareja sois de tamaño o peso radicalmente diferente. Sin embargo, con un poco de imaginación deberías ser capaz de añadir variedad a vuestra vida sexual.

Si uno de los dos es mucho más alto que el otro, pero queréis practicar sexo de pie, un uso sensato de las escaleras o la guía de teléfonos (o dos) puede ayudar. ¡Incluso podrías ponerte de pie encima del sofá si hay una diferencia abismal!

Si un hombre es particularmente regordete, prueba posturas en las que la mujer se incline sobre él, ya que esto ayudará a quitar la barriga del camino. Y si la mujer es particularmente regordeta, probad a practicar sexo con la mujer tumbada con sus caderas colgando por el borde de la cama y el hombre de pie entre sus piernas, empujando.

Si alguno de los dos tiene mal la espalda, tened cuidado con las posturas que requieren mucho esfuerzo, como el sexo de pie, por ejemplo. Utilizar mobiliario facilitará las cosas.

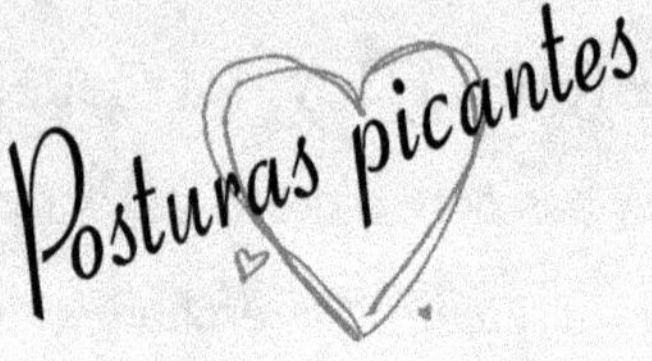

PUNTUACIÓN 14

Anímalo

Introducir pequeños cambios en vuestras posturas habituales puede animar las cosas, pero puede ser difícil imaginar exactamente cómo.

En este juego, deja que decida el dado la forma exacta en que te moverás. Encomienda tu vida sexual a la suerte...

PARA JUGAR

Tira el dado para establecer la postura de partida:

1 = de pie contra la pared	4 = misionero
2 = cuchara	5 = mujer encima
3 = perrito	6 = vaquera al revés

Tira el dado de nuevo para ver cuál es el objetivo sexual:

1 = estimulación del clítoris	4 = besarse mientras se practica el sexo
2 = estimulación de los pechos	5 = acariciar los testículos del hombre durante el sexo
3 = penetración profunda	6 = acariciar la espalda de la mujer durante el sexo

Entre los dos, imaginad una forma de practicar sexo en la postura elegida mientras logréis el objetivo propuesto. Por ejemplo, si sacáis un 2, «cuchara», seguido de un 5, «acariciar los testículos del hombre», la mujer podría llegar a ellos entre sus propias piernas, mientras el hombre la penetra, para conseguir este objetivo. Si sacáis un 3, «perrito» y luego un 2, «estimulación de los pechos», el hombre puede coger con las manos los pechos de la mujer mientras practican sexo. O si sacáis un 4 seguido de un 3, la mujer puede colocarse una almohada debajo de las caderas o el hombre levantar las caderas de ella con las manos durante el sexo.

BENEFICIOS DEL JUEGO

Este juego os ayuda a pensar en los beneficios de cada postura sexual, lo que a su vez ayudará a estimular al otro de la mejor manera durante vuestras sesiones sexuales.

VARIACIONES DEL JUEGO

Elaborad vuestra propia lista de opciones diseñada a la medida de vuestros deseos.

SUGERENCIA PICANTE

La estimulación del clítoris es generalmente la clave del orgasmo femenino, y el diseño del cuerpo masculino y femenino no siempre hace fácil que se toquen las partes relevantes. Sin embargo, probad la Técnica de Alineación Coital (TAC), seguro que acabas ronroneando de placer.

La TAC es una variante de la postura sexual más famosa: el misionero.

La mujer se tumba boca arriba con las piernas ligeramente abiertas y flexionadas. El hombre se tumba encima, pero, en lugar de descansar su peso sobre los codos, lo hace sobre la mujer. Si pesa mucho, debería inclinarse ligeramente hacia un lado y descansar parte de su peso sobre un brazo.

A continuación, el hombre debe arrastrarse hacia arriba de forma que su pelvis quede directamente encima de la de su pareja. A continuación, ella lo rodea con sus piernas, manteniéndolas relativamente rectas, de forma que sus tobillos queden más o menos por las pantorrillas de él. Después, ambos empiezan a moverse frotándose. La mujer hace un movimiento ascendente y el hombre descendente, de forma que ambos se mecen el uno contra el otro, y se estimulan suavemente pero de forma directa.

A medida que se acerca el orgasmo, en lugar de acelerar, hay que mantener el movimiento para que el orgasmo llegue de forma natural, en lugar de «cazarlo».

A la vez que ofrece una estimulación del clítoris fantástica, esta postura es genial si un hombre sufre de eyaculación precoz, ya que la sensación es menos intensa para él. Siempre se puede cambiar de postura (la del perrito es la favorita para muchos hombres) para que él tenga un orgasmo después.

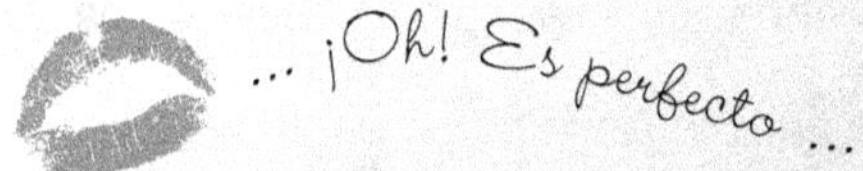

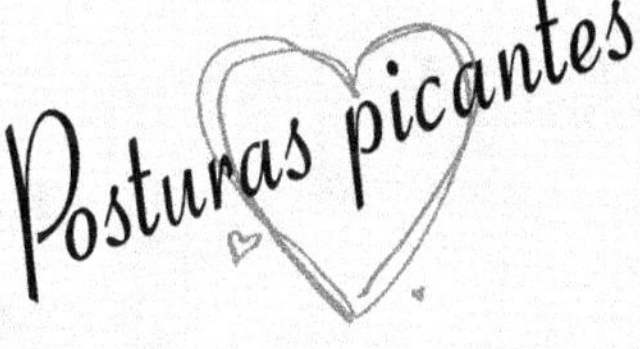

PUNTUACIÓN 15

Fotograma congelado

Las películas eróticas pueden ser una buena forma de mejorar vuestra vida sexual si ambos os sentís cómodos mirándolas. Con este juego la película se vuelve interactiva. Decidirá el modo en que haréis el amor. Y después de verla juntos, tal vez estéis excitados como para ¡saltaros los preliminares!

PARA JUGAR

Para practicar este juego, necesitaréis una película erótica en vídeo o DVD. Si no os gusta la idea de las películas clásicas de adultos, probad con algo específicamente para parejas, como la colección *Lovers' Guide*.

Ahora, cada uno ha de escribir un número entre 0 y 60 en un trozo de papel. Poned en marcha el contador del reproductor del vídeo/DVD y avanzad hasta que encontréis el primero de los dos números. Por tanto, si tu pareja ha escrito 10 y tú has escrito 15, adelanta hasta el minuto 10. A continuación, escribe la postura en la que están el hombre y la mujer; si no están haciendo nada sexual, adelanta hasta el primer punto en el que lo estén.

A continuación, adelanta hasta el número de tu pareja, en este caso, 15 minutos. De nuevo, escribe la postura.

Aquí es cuando las cosas empiezan a ponerse muy interesantes. El hombre adopta la postura en la que estaba el hombre en la primera escena en la que habéis parado la película. La mujer adopta la postura en la que estaba la mujer de la pantalla cuando habéis parado la película por segunda vez. Ahora debéis decidir juntos cómo podéis practicar sexo sin moveros de las posiciones en las que estáis cada uno.

BENEFICIOS DEL JUEGO

La mayoría de las parejas creen que las películas eróticas son una buena manera de disparar libidos marchitas. Pueden proporcionar ideas eróticas al igual que juegos preliminares. Y no creas que son algo de hombres.

VARIACIONES DEL JUEGO

Si no tienes un reproductor de vídeo o DVD (o ninguna película erótica) utiliza un manual de sexo en su lugar. Ábrelo por una página cualquiera y representa lo que sea que se recomiende en dicha página.

SUGERENCIA PICANTE

Antes, las películas para adultos estaban dirigidas principalmente a hombres, pero actualmente existen más y más colecciones dirigidas también a mujeres y a parejas. Desde vídeos/DVD educativos a acción más dura (pero producida por una mujer), deberías ser capaz de encontrar algo que os excite a los dos.

Una de las formas más fáciles de encontrar lo que funciona para ambos, sin gastar una fortuna, es invertir algún tiempo en navegar por páginas de Internet para adultos juntos. De este modo, podrás ver qué tipo de acción os atrae (y, al contrario, lo que más os enfría). Por ejemplo, a lo mejor uno de los dos no quiere ver sexo anal mientras que el otro cree que es muy excitante.

Si no encontráis una película excitante para los dos es recomendable que no la veáis juntos.

Cuando hayáis encontrado algo que os encienda a ambos, podéis continuar con la experiencia *on-line*, ya sea descargando películas de páginas de Internet especialmente diseñadas para ello o visitando cualquier sex-shop en línea diseñado para mujeres y parejas. Incluso, hoy en día, en la popular «Amazon» hay una selección de vídeos y DVD eróticos, de manera que no te asustes, no tendrás que entrar en ninguna página Web sórdida.

Cuando hayáis elegido una película que os guste a los dos, y ya la tengáis en casa, es hora de convertirlo en una noche erótica. Tomad un baño sensual juntos, preparad algo afrodisiaco para picar y dároslo el uno al otro provocativamente mientras veis la película juntos. Asegúrate de que los preservativos, el lubricante, los juguetes sexuales y cualquier cosa que quieras utilizar mientras hacéis el amor están al alcance desde el sofá: de este modo, podéis imitar la acción en pantalla mientras representáis vuestra propia acción X.

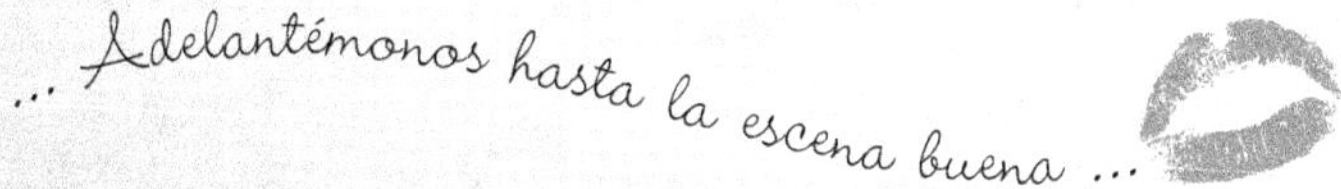

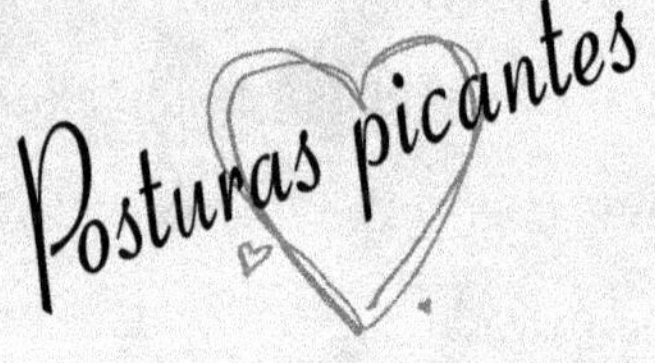

PUNTUACIÓN 16

Enredos tórridos

De todos los juegos de niños, el Enredos es posiblemente el más utilizado con propósitos sexuales. ¡Y con razón!

Una partida de Enredos desnudos os ayudará a colocaros en todo tipo de posturas que nunca antes habías soñado (o si lo habías hecho, sólo en tus sueños más picantes)...

PARA JUGAR

Para practicar este juego, lo mejor sería tener una copia del tablero del Enredos. Si tienes uno, las reglas son increíblemente simples (si no, ver más abajo). Desnudaos y jugad al juego como se indica. Gira la ruleta y pon la parte del cuerpo que toque sobre el punto de color. Acabaréis en todo tipo de posiciones lascivas (y lo que hagas cuando estéis en ellas, depende de vosotros).

Si no tienes una copia del Enredos, se necesita un poco más de preparación. Coge un trozo muy grande de papel (el papel para la pared o el de embalar va bien) y utiliza rotuladores para dibujar los números con círculos rojos, amarillos, verdes, lilas, negros y azules, bien distribuidos. Ahora, tira un dado para determinar qué color te ha tocado:

1 = rojo
2 = amarillo
3 = verde
4 = lila
5 = negro
6 = azul

Vuelve a tirar el dado para establecer qué parte del cuerpo tienes que colocar sobre el círculo:

1 = pie derecho
2 = pie izquierdo
3 = mano derecha
4 = mano izquierda
5 = codo derecho
6 = codo izquierdo

Por turnos tirad el dado y a ver cómo acabáis de enredados.

BENEFICIOS DEL JUEGO

Os reiréis juntos, y acabaréis en posiciones que nunca os habríais imaginado.

VARIACIONES DEL JUEGO

Escribid una lista con partes del cuerpo más obscenas: pezón izquierdo, nalga derecha o testículo izquierdo, por ejemplo; luego jugad como antes se ha descrito.

SUGERENCIA PICANTE

Si disfrutáis jugando al Enredos adulto, sigue el ejemplo de las denominadas «fiestas Mazola» que se decía que tenían lugar en el EE.UU. de los años sesenta. Los participantes se desnudaban, extendían una sábana grande de plástico en el suelo y luego se enfrentaban los unos a los otros. Para lubricar el procedimiento cada contendiente se recubría de aceite.

Obviamente, ¡no estamos sugiriendo que impliquéis a los vecinos! Pero añadir aceite al juego del Enredos desnudos puede hacer la situación más erótica. Así que, antes de que empecéis a jugar al Enredos, daros un masaje erótico y muy aceitoso. Utilizad aceites de aromaterapia afrodisiacos como el sándalo o ylang ylang, que añadirán un nivel extra de erotismo al procedimiento. Luego, cuando ambos estéis bien cubiertos de aceite, empezad a jugar.

La ventaja de utilizar aceite es que ayuda a que resbaléis sensualmente contra el otro, en un modo que da una sensación totalmente diferente del contacto piel contra piel normal.

Si no tienes ningún aceite de masaje a mano, la espuma de jabón también proporciona una sensación resbaladiza sexi: empezad con una ducha juntos y enjabonaos mutuamente, pero no os quitéis la espuma antes de comenzar el juego. Aseguraos de que colocáis toallas allí donde juguéis, para que no empapéis el mobiliario, y encended la calefacción para que no acabéis temblando del modo en que no toca. También, tened cuidado de que la espuma no se os meta en vuestras partes más íntimas, ya que podría causar irritación.

Si planeáis practicar sexo con penetración, que, seamos sinceros, después de resbalar el uno contra el otro durante toda una partida de Enredos, es bastante probable, utilizad lubricante en lugar de aceite o jabón, como alternativa segura para el preservativo.

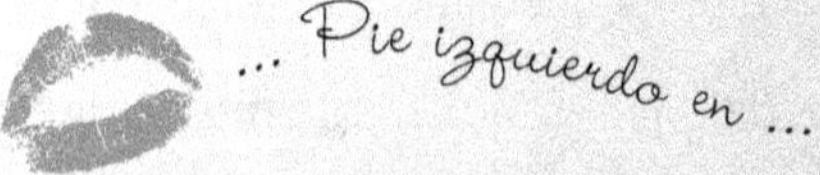

PUNTUACIÓN 17

Amo y esclavo

A menudo, en las parejas, uno de los dos tiene más confianza sexual que el otro, y es el que generalmente inicia la acción, mientras que el otro es más pasivo. En este juego, por turnos, os intercambiáis los papeles y dictáis quién hace qué, y a quién. ¿Qué mejor modo de descubrir lo que realmente quiere tu pareja?

PARA JUGAR

Empezad tirando un dado para determinar quién es el «amo» y quién el «esclavo». Si sacas un número impar, la mujer manda, si sacas un número par, manda el hombre.

Cuando hayáis determinado quién es quién, el amo ordena al esclavo practicar sexo en una postura de su elección, y el esclavo sigue sus órdenes...

BENEFICIOS DEL JUEGO

Muchas parejas suelen caer en sus propios roles, con una persona como dominante y la otra como sumisa, incluso si esto únicamente supone que una de las partes siempre inicia el sexo. Al intercambiar papeles, ampliarás tu alcance sexual, y descubrirás un lado sexual escondido.

VARIACIONES DEL JUEGO

Expande la relación amo-esclavo para cubrir una variedad más amplia de actos sexuales. Por ejemplo, el amo puede pedir al esclavo que le dé un masaje que dure, como mínimo, 20 minutos, o puede ser más pervertido y administrar un azote al esclavo, siempre y cuando sea algo con lo que ambos estéis a gusto. El esclavo debe seguir cualquier orden que le den. Sin embargo, ten en cuenta que se trata de un juego, no de forzar a tu pareja a hacer algo en contra de su voluntad, así que no elijas algo que sepas que tu pareja no desea hacer.

Si quieres ser muy salvaje, podrías incorporar al juego el vestuario adecuado (ropa de cuero o ropa negra ajustada, por ejemplo). O, tal vez, algún accesorio de sado. Asegúrate de que ambos sois muy conscientes de los límites del otro, y recuerda siempre: en caso de duda, no lo hagas.

SUGERENCIA PICANTE

El juego amo-esclavo se puede considerar como una forma de sumiso-dominante, y como tal, debes asegurarte de tener una palabra de «seguridad». Se trata de una palabra que permite a la parte sumisa parar cualquier situación o acción en cualquier momento. Decir «no» y «para» puede considerarse parte de la diversión de los juegos sexuales que implican control, por lo que es mejor evitarlas. En su lugar, algunas personas utilizan colores: *amarillo* («frena, más despacio, ¡es demasiado!») y *rojo* («¡para ahora!»), mientras que otras utilizan algo totalmente aleatorio de su propia elección. Sea cual sea la palabra de seguridad que elijáis, utilízala de forma consistente tan pronto como sientas cualquier reparo o incomodidad.

Si elegís incorporar alguna forma de azotes o dolor más intenso en el procedimiento, es importante ayudar a tu pareja a «tranquilizarse» cuando acabe: el amo debe abrazar al esclavo y tranquilizarlo y decirle que lo quiere, y si es posible, darle un baño o un masaje. No sólo os facilitará a ambos volver a vuestros papeles «normales», también os ayudará a contrarrestar las sustancias químicas que fluirán de forma natural por el cuerpo de tu pareja: el juego de dolor y la humillación generan una avalancha de endorfinas, que pueden ser geniales en el momento, pero que después ocasionan un bajón.

La regla de oro de cualquier juego de poder es que debería pararse en el momento en que uno de los dos se sienta incómodo: no es siempre el esclavo el que se siente mal (algunas personas encuentran traumático ser dominantes). Sólo debería ser algo que exploren las parejas que se sientan seguras en su relación y se conozcan bien, no es algo para probar en una relación esporádica, ya que requiere confianza.

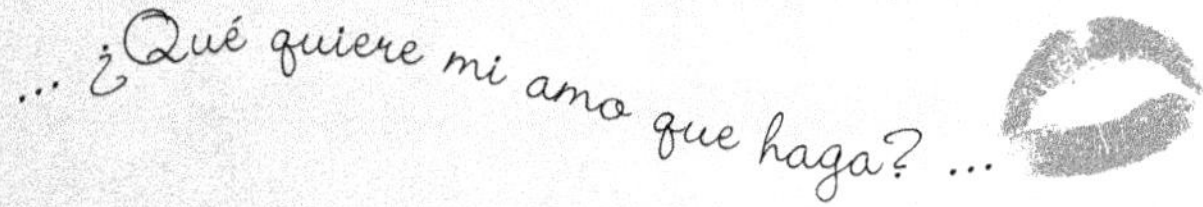

PUNTUACIÓN 18

Atar y estimular

Es sorprendente lo creativa que puede llegar a ser la gente cuando hay obstáculos que superar. Este juego utiliza este rasgo humano para que lo aproveches. Al introducir un grado de restricción, necesitarás utilizar la imaginación para encontrar una solución, y una nueva postura al mismo tiempo.

PARA JUGAR

En primer lugar, tira un dado para decidir quién ata a quién: si es un número impar, se ata al hombre, si es par, se ata a la mujer.

Después tira otro dado para elegir una parte del cuerpo:

1 = brazo izquierdo	3 = tobillos	5 = muñecas
2 = brazo derecho	4 = codos	6 = pulgares

Esta es la parte del cuerpo que se atará (sólo vosotros decidís cómo atarla: a la cabecera de la cama o a otra parte del cuerpo). Por ejemplo, si sacas un 3 y luego un 1, el hombre tendría atado su brazo izquierdo a su pierna, o podría tenerlo atado por encima de la cabeza a la cama. Sea lo que sea lo que elijas, asegúrate de que no lo atas muy fuerte, ya que puede cortar el flujo sanguíneo y ser peligroso. Y nunca ates nada al cuello, ya que puede ser mortal.

Cuando tengas atada a tu pareja, ella debe pensar en qué modo podéis practicar sexo. La persona atada debe ser la que lleve la iniciativa, ya que sabe qué resultará más cómodo. Luego practicáis sexo del modo indicado por la persona atada.

BENEFICIOS DEL JUEGO

Este juego ayuda a ser creativos sobre las posturas sexuales que utilizáis: si el codo de alguien está atado a su muslo, es difícil practicar sexo en la postura del misionero.

VARIACIONES DEL JUEGO

Deja la decisión al dado: tira dos veces, con la primera tirada se elige la primera parte del cuerpo, y con la segunda se decide a qué parte del cuerpo va a ser atada. Utiliza el sentido común y no ates a tu pareja de tal modo que esté incómoda. Una vez atada, comprueba que tu pareja respira bien, y desátala inmediatamente si empieza a sentir hormigueos. Asegúrate siempre de que puedes desatar rápidamente a alguien cuando está atada: ten las tijeras al alcance, y desátala en el momento en que te lo pida.

... Este juego está ligado a la diversión ...

SUGERENCIA PICANTE

No importa en qué postura estés, unos músculos de Kegel tonificados (los músculos vaginales) mejorarán la experiencia para ambos. Los ejercicios de Kegel se diseñaron para ayudar a las mujeres a tonificar los músculos del suelo pélvico; si se practican de forma regular, le facilitan a la mujer llegar al orgasmo, y también aumentan la intensidad.

Una de las formas más fáciles para la mujer de encontrar los músculos del suelo pélvico es sentarse en el retrete, empezar a orinar y, a continuación, parar el flujo de orina, y repetirlo hasta que se acostumbre a contraer el grupo de músculos correspondiente. Otra forma es insertar un dedo en la vagina y luego contraer los músculos alrededor de él.

Cuando practicas los ejercicios de Kegel, contrae lentamente los músculos, cuenta hasta tres, relaja y cuenta hasta tres. Prueba a hacer cinco repeticiones cada día para empezar, y, gradualmente, aumenta hasta todas las que puedas hacer sin sentir molestias.

Cuando la mujer ya sea una experta en «apretujar», puede pasar a «hacer pulsaciones». Diez apretones rápidos, de un segundo cada uno, proporciona una sensación agradable e incluso ¡puede acabar en orgasmo!

Cuando los músculos de Kegel están tonificados, existen numerosas formas de mejorar el sexo. El hombre puede penetrarla totalmente, luego permanecer quieto mientras la mujer contrae sus músculos para «exprimirle» un orgasmo.

De otro modo, el hombre puede penetrarla, pero sólo un centímetro aproximadamente. Luego, ella utiliza sus músculos para introducirlo lentamente. Lo único que debe hacer es apretar y luego soltar, y repetirlo hasta que esté totalmente dentro. Ten cuidado: esto puede hacer que se salga el preservativo, por lo que no lo probéis a no ser que ambos hayáis dado negativo y podáis practicar sexo seguro sin preservativo.

UN ÚLTIMO TRUCO: ¡CÓMO GANAR SIEMPRE!

Si quieres asegurarte de ganar siempre en un juego, aquí te contamos un truco que puedes utilizar para salirte con la tuya. Pero debes utilizarlo sólo en broma, ya que no estarías siendo justo con tu pareja.

Un hecho poco conocido sobre el dado es que las caras opuestas siempre suman un total de 7. Si tiras dos dados, el total de las cifras de las caras superiores sumadas a las cifras de las caras inferiores siempre darán 14. Aprovéchalo.

Empieza anotando el número 14 en un trozo de papel (o sobre tu cuerpo) sin que lo vea tu pareja. A continuación, pídele que tire el dado y que sume las cantidades de las caras superiores e inferiores. Apuesta a que sabes qué número «aleatorio» sacará incluso antes de que tire el dado, y, obviamente, si aciertas, te tendrá que pagar una multa...

Este principio también puede usarse para crear un efecto aún más impresionante si se combina con un reloj. Pídele a tu pareja que mire un reloj y que elija sin decírtelo cualquiera de los números entre 1 y 12. Dile que mire el número opuesto al que ha elegido (por lo que, si ha elegido el 9, sería el 3, el del 11 sería el 5, etcétera) y que reste la cantidad inferior a la mayor. Sea cual sea el número que obtenga debe sumarle 1 para obtener el número mágico. Apuesta a que puedes adivinar su número mágico con una sola tirada de dado: si aciertas, deberá practicarte un acto lascivo. A continuación, tira el dado, suma las caras superior e inferior, y imagia! El número mágico es... 7. Y ganas el juego y tu mayor deseo.

Y finalmente

Ahora que has llegado al final del libro, ya debes haber aprendido mucho acerca de tu pareja: sus técnicas de juegos preliminares, sus posturas sexuales y sus fantasías favoritas. Y ella debe haber aprendido mucho acerca del mejor modo de satisfacerte, ya sea de la manera en la que te habla, de la manera en la que te toca o una combinación de ambas.

Pero no dejes que se acabe aquí. Sigue hablando con tu pareja de sexo: los gustos de la gente cambian a lo largo del tiempo, y lo que ha llevado a una persona a mantener una relación durante un año, tal vez haya perdido su atractivo al cabo de cinco.

No deberías confiar en los juegos para descubrir lo que quiere tu pareja: son sólo un modo útil de ayudarte a abrir canales de comunicación entre los dos. Y si habláis más abiertamente de lo que os gusta en la cama, ¡seguro que tendréis más posibilidades de obtenerlo!

Tampoco confíes únicamente en este libro para encontrar juegos eróticos: cada pareja disfruta de cosas diferentes, así que elabora juegos que vayan con tus gustos. Quizás prefieras juegos en los que se incluya lencería, sexo en público (cuidado, está prohibido) o azotes. Tal vez te guste más algo que se centre en elementos más románticos (abrazos, paseos a la luz de la luna o hacer el amor en una playa). Así que empieza a escribir esas listas y tira el dado para elegir. Adapta los juegos de este libro para incorporar tus actividades favoritas, o mira los juegos de mesa que tienes en casa para ver si, con imaginación, puedes darles un toque erótico.

Recuerda: las parejas que juegan y se ríen juntas construyen vínculos al comunicarse y divertirse. Puedes explorar la mente y el cuerpo del otro a través de estos juegos (y, no lo dudes, tener orgasmos fantásticos mientras lo haces). ¿Qué más podrías querer para estimular tu relación?

Otra cosa es segura: si has completado cada juego de este libro, ahora eres mucho mejor amante que al principio, y también habrás desarrollado la relación con tu pareja. ¿Quién dice que jugar es frívolo?

SEGUIR LEYENDO

ALLISON, Sadie, *Tickle Your Fancy: A Woman's Guide to Sexual Self-Pleasure*, Tickle Kitty Press, EE.UU., 2001.

EVERETT, Flic, *Cómo ser una diosa del sexo*, Ed. Everest, León, 2006.

FRIDAY, Nancy, *My Secret Garden: Women's Sexual Fantasies*, Quartet Books Ltd, EE.UU., 2001.

PEASE, Allan y Barbara, *El lenguaje del cuerpo: cómo interpretar a los demás a través de sus gestos*, Amat Editorial, Barcelona, 2006.

SCOTT, Paul (ed.), *My Secret Garden Shed: True-life Male Sexual Fantasies*, Nexus, Reino Unido, 2002.

SPURR, Pam y Robson BOOKS, *The Dating Survival Guide: The Top Ten Tactics for Total Success*, Reino Unido, 2002.

TAYLOR, Emma y Lorelei SHARKEY, *El Big Bang: la guía del nuevo universo sexual*, Océano, Barcelona, 2004.

También la autora

The Lover's Guide Lovemaking Deck, Connections, Reino Unido, 2004.

Brief Encounters: The Essential Guide to Casual Sex, Fusion, Reino Unido, 2005.

Things a Woman Should Know About Seduction, Prion, Reino Unido, 2005.

RECURSOS

Páginas Web

www.sexosintabues.com Página seria que fomenta el intercambio de todo tipo de informacion sobre sexo. No incluye publicidad, ni imágenes ni contactos en los foros. Contiene relatos eróticos.

www.miprimeravez.com Página de relatos, humor y juegos eróticos.

www.lasonet.com/erotismo.html Literatura erótica, fotos y vídeos. La página también ofrece links de tiendas on-line de todo tipo de productos relacionados con el sexo.

www.elorgasmo.com Tienda para realizar compras por internet de todo tipo de juguetes eróticos, lencería, etc.

www.erotinet.com Tienda erótica en internet que ofrece todo tipo de artículos eróticos.

Vídeos/DVD

The Lovers' Guide: Sex Positions Más de 50 posturas diferentes.

The Lovers' Guide: Sexplay Todo lo que quisiste saber sobre juegos preliminares.

The Lovers' Guide: Seven Keys to Sensational Sex Cómo mantener la chispa desde la primera cita para siempre.

AGRADECIMIENTOS

Gracias a: mi familia, por mostrarse comprensiva, como siempre, por el hecho de que escribo sobre sexo para ganarme la vida; Sarah Hedley, cómplice editorial de la revista *Scarlet* y la única persona que conozco que ha probado tantos juguetes sexuales como yo, por ayudarme a elaborar juegos cuando mi cerebro fallaba, tranquilizarme cuando los niveles de estrés alcanzaban cotas máximas, y, en general, por ser una buena amiga; Mil Millington, por guardar copias de seguridad de todos mis archivos y asegurarse de que no perdiera el libro a mitad de camino; y por leerlo para asegurarse de que no había sugerido nada demasiado ridículo; Paul Zenon, por darme los trucos de dados en la conclusión. Y, por supuesto, a mi fabulosa agente, Chelsey For, y a todas las personas de Eddison Sadd, en concreto, a Ian Jackson, por ser una joya con quien tratar.

EDDISON · SADD EDITIONS:
Director editorial *Ian Jackson*
Revisor *Nikky Twyman*
Director artístico *Elaine Partington*
Diseñador Mac *Malcom Smythe*
Producción *Sarah Rooney* y *Nick Eddison*

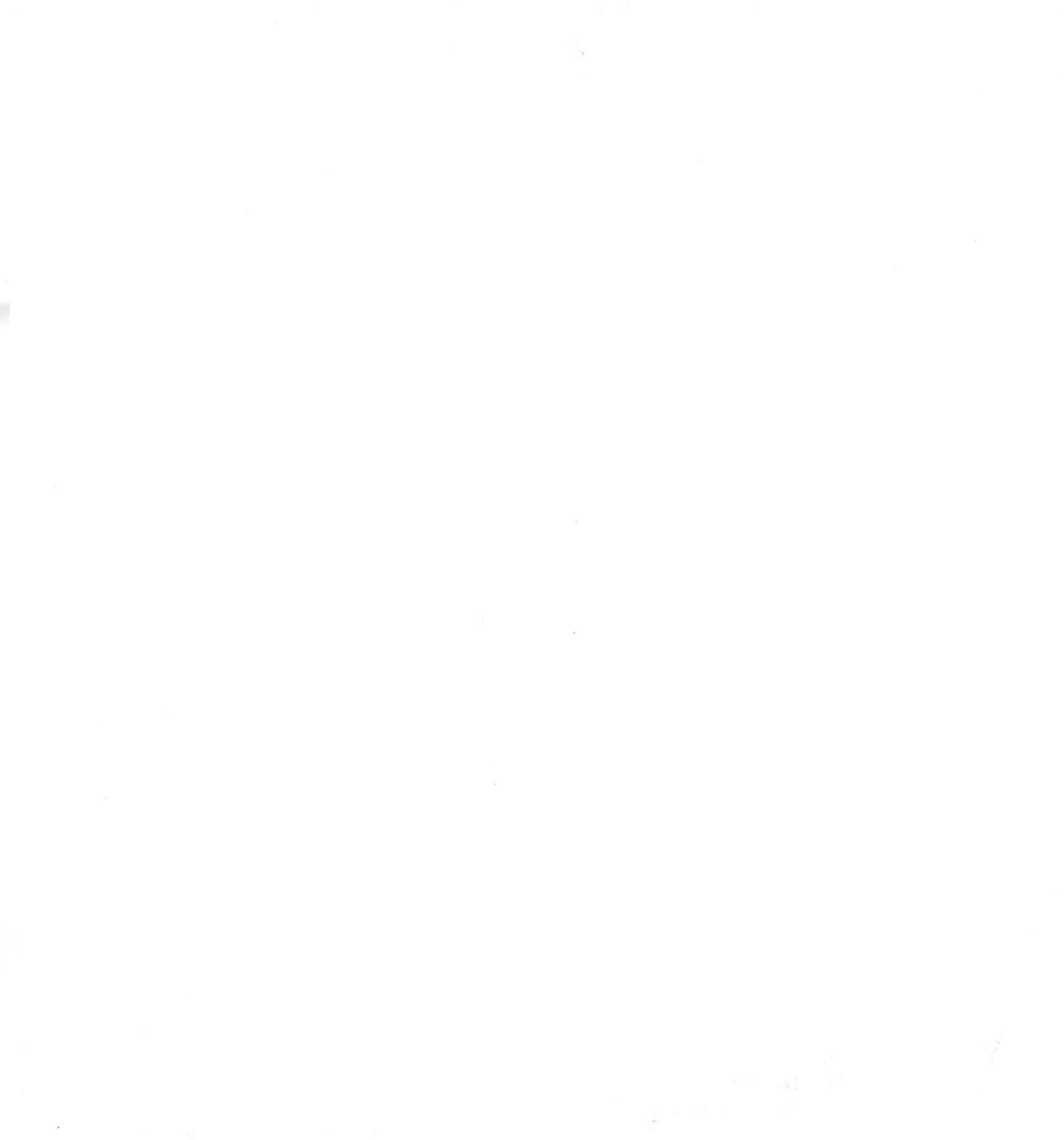

www.ingramcontent.com/pod-product-compliance
Lightning Source LLC
Chambersburg PA
CBHW051951270326
1929CB00015B/2612